Katy Bowman

BARFUSS GEHEN

Katy Bowman

BARFUSS GEHEN

Starke Füße für ein gesundes Leben

riva

Bibliografische Information der Deutschen Nationalbibliothek:
Die Deutsche Nationalbibliothek verzeichnet diese Publikation in der Deutschen Nationalbibliografie. Detaillierte bibliografische Daten sind im Internet über http://d-nb.de abrufbar.

Wichtiger Hinweis
Die in Sämtliche Inhalte dieses Buchs wurden – auf Basis von Quellen, die die Autorin und der Verlag für vertrauenswürdig erachten – nach bestem Wissen und Gewissen recherchiert und sorgfältig geprüft. Trotzdem stellt dieses Buch keinen Ersatz für eine individuelle Fitnessberatung und medizinische Beratung dar. Wenn Sie medizinischen Rat einholen wollen, konsultieren Sie bitte einen qualifizierten Arzt. Der Verlag und die Autorin haften für keine nachteiligen Auswirkungen, die in einem direkten oder indirekten Zusammenhang mit den Informationen stehen, die in diesem Buch enthalten sind.

Für Fragen und Anregungen:
info@rivaverlag.de

1. Auflage 2018

Nymphenburger Straße 86
D-80636 München
Tel.: 089 651285-0
Fax: 089 652096

Die englische Originalausgabe erschien 2015 bei Propriometics Press unter dem Titel *Whole Body Barefoot*.

Übersetzung: Max Limper
Redaktion: Matthias Michel
Umschlaggestaltung: Manuela Amode
Umschlagabbildungen: Soeren Kracht/Shutterstock, J. Jurgensen Photography
Satz: Digital Design, Eka Rost
Druck: GGP Media GmbH, Pößneck
Printed in Germany

ISBN Print 978-3-7423-0339-4
ISBN E-Book (PDF) 978-3-95971-837-0
ISBN E-Book (EPUB, Mobi) 978-3-95971-836-3

Meinen Füßen gewidmet, die mich buchstäblich
durch dick und dünn, über Höhen und Tiefen
getragen und mich dorthin gebracht haben,
wo ich heute stehe.

INHALT

VORWORT

Bewegung ist die Grundlage unseres Lebens. Sie ist eine biologische Notwendigkeit und der Grundstein für ein hohes Maß an Gesundheit, Lebensenergie, Wohlbefinden und Widerstandsfähigkeit sowie an Glück und Schöpferkraft.

Meine ganze Arbeit besteht darin, Menschen eine natürliche, effiziente Bewegungsweise nahezubringen. Im Rückblick auf die Geschichte der Körperertüchtigung habe ich erkannt, dass zwischen unserer heutigen körperlichen Aktivität – oder des Mangels daran – und der Art, wie sich Menschen früher auf natürliche Weise durch ihre wilde Umgebung bewegten, eine riesige Kluft besteht. Neben unseren Urahnen erscheinen wir wie Chihuahuas neben Wölfen – wir sind körperlich weder stark noch tüchtig, und unser Mangel an körperlicher Kompetenz ist ein Zustand, der uns nicht einmal mehr peinlich ist.

Die wenigsten von uns können auf einen Baum klettern, geschickt durch schwieriges Gelände laufen, schwere Lasten über weite Strecken tragen oder über einen größeren Graben springen. Die Art, wie wir in modernen Fitnessstudios Kraft und Ausdauer trainieren, ist größtenteils einengend, zu oft von Maschinen geprägt oder auf Muskelisolation aus. Sie ist mechanistisch und repetitiv und schlichtweg praxisfern. Ich glaube, dass wir Trainingsprogramme brauchen, die auf funktionelle, praxisnahe Bewegungen bauen, also auf Bewegungen, die alltäglichen Aufgaben und Herausforderungen entsprechen. Nur so machen wir unseren Körper voll und ganz einsatzbereit und erwecken unser volles Lebenspotenzial.

Diesem Ansatz und Ziel folgend habe ich MovNat begründet, eine Lehre der körperlichen Kompetenz, die ganz auf natürliche Bewegungen setzt. Dazu gehören die Fortbewegungsfähigkeiten Gehen, Laufen, Balancieren, Krabbeln, Springen, Klettern und Schwimmen, die Handlungsfähigkeiten Heben, Tragen, Werfen und Fangen und die Verteidigungsfähigkeiten Schlagen und Ringen. Die wichtigsten Prinzipien natürlicher Bewegung sind Anwendbarkeit und Anpassbarkeit. Anwendbarkeit bedeutet, dass die Bewegungen auf direkte, fassbare Weise im Alltag nützlich sind; Anpassbarkeit heißt, dass sich natürliche Bewegungen an vielfältige Umgebungen und Umstände anpassen lassen müssen.

Jeden Tag bringen unsere zertifizierten Trainer Menschen bei, wie sie ihren Körper mit natürlichen und nutzbringenden Bewegungen und Fertigkeiten wieder in Form bringen und dadurch nicht nur die Welt körperlich stärker erleben, sondern auch ihr mentales, emotionelles und spirituelles Dasein bereichern. Denn – da darf man sich nichts vormachen – nicht nur unser Körper leidet unter unserem kulturell bedingten Bewegungsmangel. Auch unsere Seele, unser Herz, unsere ganze Lebendigkeit leidet. Echte, natürliche Bewegung ist Freiheit – und wir leben heutzutage wie Käfigtiere.

Wenn Bewegung wahrhaftig die Grundlage des Lebens ist, liegt die Grundlage dieser Grundlage dort, wo man sie vermutet: unten. Bei den Füßen. Wir sind Zweifüßer, und als solche bewegen wir uns trotz unserer vielfältigen Bewegungsmöglichkeiten meistens auf den Füßen. Daher ist ein gesundes, effizientes Funktionieren der Füße für jede gesunde, effiziente Bewegung unerlässlich.

Wie im Rest des Körpers steckt in den Füßen ein unglaubliches ungenutztes Potenzial. Meine Füße tragen mich – dank anhaltender Übung unbeschuht – über Klippen, Baumstämme hinauf, steile Uferböschungen hinab und durch Felder. Ich spüre mit den Füßen Erde, Fels, Rinde, Sand und Wasser. Morgens vor Sonnenaufgang spüre ich das kalte Gras und in der Abenddämmerung die in den Felsen ruhende Wärme des Sonnenlichts.

Die meisten von uns haben ihre Füße zusammen mit ihrem Körper eingesperrt; unsere Eltern haben uns in Schuhe eingeschnürt, sobald wir gehen konnten. Spezielle Schuhe zum Laufen, für die Schule, zum Tanzen, für praktisch jede einzelne Sportart – sogar welche für zu Hause. In unserer schuhtragenden Zivilisation haben die meisten Menschen noch nie die unglaubliche Vielfalt an Sinneseindrücken erlebt, die die Welt unbeschuhten Füßen bietet, und noch nie die wunderbare Kraft und Flexibilität kennengelernt, die ihre Füße erreichen können. Selbst wenn wir im Alltag die meiste Zeit barfuß liefen, geschähe dies auf flachen, vorhersagbaren, wenig fordernden – eben unnatürlichen – Oberflächen.

Eine effiziente, ganzkörperliche Bewegungsweise lässt sich nicht erreichen, wenn sich die Füße nicht natürlich oder zweckmäßig bewegen können. Und Füße, die von Geburt an eingesperrt waren, erfüllen ihren natürlichen Zweck nicht auf Befehl, schon gar nicht auf unebenem, natürlichem Untergrund. Genauso wenig, wie sich meine Schüler ohne Weiteres effizient bewegen können, sobald sie laufen, springen oder klettern, können wir von unseren Füßen erwarten, dass sie von einem Tag auf den anderen gesunden, nur weil wir die Schuhe ausgezogen haben. MovNat ist ein methodischer Prozess, bei dem nur die richtige Technik zu höchster Leistungsfähigkeit und Gesundheit führt, und das Gleiche gilt für Katy Bowmans *Barfuß gehen*. Wer sich mit Katys Programm die

Grundlage für eine natürliche Bewegungsweise der Füße verschafft, kann seine Füße befreien und – Schritt für Schritt – zu der Bewegungsqualität finden, die jeder Mensch verdient.

ERWAN LECORRE

Entwickler von *MovNat* und Autor von *The Natural Movement Book*
Santa Fe, New Mexico

EINFÜHRUNG

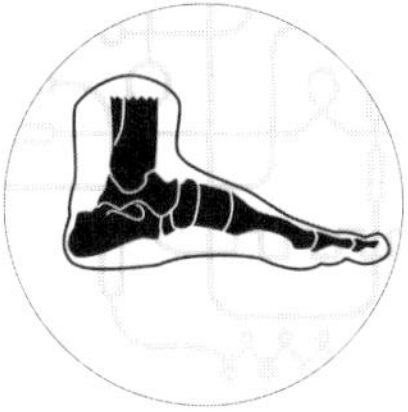

Gewiss erwarten einige von einem Buch über Minimalschuhwerk, das die Autorin mehrerer Bücher über natürliche Bewegung und Fußgesundheit verfasst hat, ungefähr Folgendes: »Minimalschuhe sind toll. Wir sollten sie ständig tragen, dann wären wir alle gesünder. Ende.«

Überraschung! Solche pauschalen Ratschläge wirst du hier vergeblich suchen. Tatsächlich schreibe ich dieses Buch, weil womöglich das Gegenteil wahr ist: Ein unvorsichtiger Wechsel zu minimalem Schuhwerk kann sehr leicht zu Verletzung und Verschlimmerung führen. Selbstverständlich bin ich ein großer Fan von Minimalschuhen und *durchaus* der Meinung, dass man herkömmliche Schuhe nach Kräften aus seinem Schuhregal verbannen sollte. Allerdings können hundert kleine Schritte (Wortspiel beabsichtigt) nötig sein, bis man Minimalschuhe tragen kann, ohne Schäden zu verursachen oder Beschwerden beizubehalten.

Unser Alltag ist völlig überfrachtet, und wir suchen immer nach simplen Lösungen. Aber der Trend, Gesundheitsförderung auf das Schema Fünf-Portionen-fünf-Übungen-fünf-Minuten-pro-Tag zu reduzieren, lässt wichtige psychologische Regeln unter den Tisch fallen, um die Verbreitung in Zeitschriften und auf Internetseiten zu erleichtern. Ich bin oft darum gebeten worden, solche Spickzettel zu erstellen – und ja, ich hab's gemacht. Leider bietet eine kurze Liste – so hilfreich sie sein mag – nicht genug Raum für die Anstrengungen, die für nachhaltige Gesundheitsverbesserungen nötig sind. Im Falle des Trends zu Minimalschuhwerk, der viele Menschen dazu brachte, ohne vorherige Übergangsübungen hineinzuschlüpfen, ging der Schuss oft unweigerlich nach hinten los, da die Schuhe »nicht wie vorgesehen funktionierten«.

Minimalschuhe, die dem Sport treibenden Träger explizit oder implizit gesundheitliche Vorteile verschaffen können, stehen in der Diskussion. Da es keine Daten zum langjährigen Gebrauch von Schuhwerk ohne Stütze und Dämpfung gibt, sehen viele Mediziner darin eine Verletzungsgefahr. Minimalschuhhersteller und Barfußlaufbefürworter halten dagegen, dass das Barfußlaufen natürlich ist und Barfußschuhe daher gut sein müssen. Als Autorin, die Laien komplizierte wissenschaftliche Erkenntnisse nahezubringen sucht, ohne dass die Korrektheit darunter leidet, ist mir klar geworden, dass dieser Streit auf Missverständnisse und zu grobe Verallgemeinerungen zurückzuführen ist. Daher dieses Buch.

Schaut man genauer hin, gilt für diese wie für die meisten Diskussionen, dass beide Seiten richtig- *und* falschliegen. Forschungen zufolge sind Minimalschuhe nicht für jedermann in jeder Situation unbedenklich – Forschungen zeigen aber auch, dass herkömmliche Schuhe ganz eigene körperliche Schäden hervorrufen.

Was bei der ganzen Diskussion unterzugehen scheint, ist, dass Schuhe nicht im leeren Raum existieren. Schuhe und Füße stehen in Beziehung zum Menschen und seiner Umgebung. Wie sich Schuhe auf den Körper ihres Trägers auswirken, hängt daher vom Zustand der Füße, von der Körperhaltung, dem Gangmuster, der Bewegungshäufigkeit und der Bodenbeschaffenheit ab. Schuhe an sich können weder das Problem noch die Lösung sein. Bevor wir uns auf das optimale Schuhwerk festlegen, müssen wir in Betracht ziehen, was im Körper und im Leben des Trägers vor sich geht.

Beide Seiten des Streits um Minimalschuhe wollen nur das ihrer Ansicht nach Beste – Gesündeste – für alle. (Ignorieren wir einfach die Diskussionsteilnehmer mit handfestem Intere$$e am Minimalschuhboom und jene, die sich bloß über das Aussehen von Minimalschuhen mokieren. Keine Ahnung, ob die auch dein Bestes wollen.) Dennoch könnten beide Seiten von einem weiter gefassten Blickwinkel und einer längeren Erörterung, als in den sozialen Medien möglich ist, nur profitieren. Wer Begriffe klärt, klärt auch Streit.

ERST GEHEN, DANN LAUFEN

Dank dem Autor Christopher McDougall (Born to Run) und anderen Barfuß-Befürwortern erhoffen sich viele Menschen vom Wechsel zu minimalen Schuhen eine Veränderung ihres Laufstils. Sollte das auf dich zutreffen, dann denk bitte daran, dass Laufen und Gehen zwei biomechanisch sehr verschiedene Dinge sind, da die Belastung des Körpers (und der Füße) ganz unterschiedlich ist. Zwar ist Laufen etwas ganz Natürliches (da es in der Natur vorkommt), aber auf natürliche Weise laufen nur Tiere (Menschen eingeschlossen), die ihr Leben lang einen großen Teil des Tages mit Gehen verbringen (und mit Hocken und allerlei Bewegungen, die nichts mit Rennen zu tun haben). Form und Kraft des Gewebes, das in der Natur zum »Barfuß«-Laufen eingesetzt wird, ist daher von reichlichem Barfußgehen geprägt – und das ist bei dir nicht der Fall. So wie du als Kleinkind viel Zeit mit dem Gehenlernen verbrachtest, bevor du reflexartige Laufversuche machtest, musst du deiner Laufpraxis eine Grundlage verschaffen, die über alleiniges Laufen hinausgeht. Aus diesem Grund behandle ich das Gehen viel eingehender als das Laufen.

Bevor ich daher beschreibe, wie der Wechsel zu Minimalschuhwerk im Detail vonstatten geht, möchte ich – im Detail – klären, wohin dieser Wechsel eigentlich führt.

MINIMALE UNTERSCHIEDE

Ein Kollege von mir ist Befürworter von Minimalschuhen und Barfußlaufen, ist aber von Beruf aus Biochemiker. Seine Definition eines Minimalschuhs mag sich von der meinen unterscheiden, weil es ihm mehr um die Wachstumsbedingungen von Bakterien und Pilzen geht und er Flipflops allein deshalb als minimal bezeichnen würde, weil sie offen sind. Die Moral von der Geschicht' ist, dass es immer auf den Blickwinkel ankommt. Bedenke daher bei deinen eigenen Recherchen immer, was du dir einerseits von Minimalschuhen versprichst und aus welchem Blickwinkel die Anleitung, die du befolgen willst, geschrieben ist.

Der Begriff *Minimalschuhwerk* (gängig sind auch »minimalistisches Schuhwerk« oder einfach »Barfußschuhe«), wie ich ihn gebrauche, bezeichnet Schuhwerk, das die Veränderung der natürlichen menschlichen Bewegungsweise minimiert. Diese Definition unterscheidet sich geringfügig von dem Begriff *minimal* in Bezug auf die Materialmenge, aus der ein Schuh besteht. Beispielsweise werden Flipflops häufig wegen ihrer geringen Masse als Minimalschuh angesehen. Aber dass Flipflops die Art zu gehen ändern (wie in Teil 1 beschrieben), offenbart eine gründliche, ja sogar schon eine oberflächliche biomechanische Analyse (sprich: ein Blick auf die Füße beim Gehen in Flipflops). Minimale Schuhmasse ist daher nicht das beste Kriterium, um einen Schuh als »minimal« zu klassifizieren.

Schuhe werden üblicherweise in die Bauteile Boden (Sohle, Absatz) und Schaft (alles andere) unterteilt.

Minimalschuhe haben:

- eine Sohle, die so dünn und biegsam ist, dass der Fuß (und nicht nur das Fußgelenk) mit all seinen Geweben den Boden spüren und darauf mit Bewegung, Kräftigung, Anspannung, Entspannung etc. reagieren kann.

- einen neutralen Absatz oder fachsprachlich ausgedrückt »null Sprengung«, sodass alle Gelenke von einem neutralen Ausgangspunkt aus arbeiten und ihren gesamten Bewegungsspielraum nutzen können.
- einen Schaft, der den Schuh sicher am Fuß hält, sodass es nicht nötig ist, die Zehen oder die Vorderseite des Unterschenkels zu verkrampfen, um den Schuh beim Gehen nicht zu verlieren.
- eine geräumige Vorderkappe, die den Zehen erlaubt, sich so zu strecken und auszubreiten, wie es das Gehen, Wandern oder Klettern erfordert.

Minimalschuhe müssen nicht minimalistisch im Sinne von geringstmöglich sein, sie müssen nur den Fuß Fuß sein lassen und ihn vor Verletzungen durch den unnatürlichen Kleinmüll schützen, der in der modernen Welt herumliegt.

Schuhe formen den Menschen, der sie trägt – und zwar nicht zum Besseren. Aus diesem Grund interessiere ich mich für Schuhe. Ich habe mit verletzten Menschen zu tun, die seit Jahren (und für Tausende von Dollars) mit wenig bis gar keinem Ergebnis an Ganzkörperbeschwerden herumdoktern. Behindert durch das, was sie sich jeden Morgen über die Füße

SCHUHKULTUR

Viele Eigenschaften moderner Schuhe, etwa der Absatz oder der enge Zehenraum, sind kulturellen Ursprungs – und der Mode unterworfen. Die Vorstellungen davon, wie Schuhe sein müssen und warum wir sie brauchen, sind ebenfalls kulturell geprägt und spiegeln die Idee der Überlegenheit bestimmter Kulturen oder Klassen wider. Oft wurden Menschen, die keine Schuhe trugen, als Wilde oder als Personen von niederem Stand angesehen – seien es Londoner Straßenkinder oder Ureinwohner der »Neuen Welt«. Unbeschuhtheit wurde mit Unzivilisiertheit gleichgesetzt und als etwas Primitives gesehen (wo wir doch alle bekanntlich Primaten sind).

In vielen Kulturen signalisierte man einst durch das Tragen von Schuhen die Distanz zwischen dem Schuhträger und den barfüßigen Klassen und Kulturen. So wurde auch blasse Haut als Zeichen des Drinnenbleibens geschätzt (gebräunte Haut verriet Arbeit unter freiem Himmel); so wurde der Einsatz von Ammen oder Milchpulver dem mütterlichen Stillen vorgezogen; so saß man lieber auf Stühlen als auf dem Lehmboden. Schuhe bedeuteten oft nicht nur Zivilisiertheit, sondern dass man zivilisierter war als andere.

streifen, um den ganzen Tag darin herumzutappen, suchen wohlmeinende Menschen bei Podologen, Chiropraktikern, Wirbelsäulenchirurgen und Podiatern nach Antworten auf die falsche Frage. Die Frage ist nicht: »Wie kriege ich das wieder hin?«, sondern: »Durch welche ständige Angewohnheit verursache ich das?«

Schuhe und die Art, wie man sie einsetzt, können das durch Bewegung generierte »Nährstoffspektrum« einschränken. In jedem Fuß befinden sich 33 Gelenke, und die Fußmuskulatur umfasst 25 Prozent aller Muskeln des Körpers. Die komplizierte Mechanik der Füße wirkt sich nicht nur naheliegenderweise auf Gangart und Fußgelenkstabilität aus, sondern beeinflusst auch die Balance des ganzen Körpers, die Nervenleitfähigkeit und die Durchblutung. Schuhwerk entscheidet über mehr als dein Aussehen – es grenzt deine gesundheitlichen Möglichkeiten ein. Die Schuhe, die du morgens für den Arbeitstag wählst, bilden die gläserne Decke für dein Wohlbefinden.

Ich habe bereits ein ganzes Buch über den menschlichen Fuß, Fußprobleme und die Wirkung von Schuhwerk geschrieben (*Every Woman's Guide to Foot Pain Relief: The New Science of Healthy Feet,* das sich eigentlich an alle Menschen richtet). Die häufigsten Fragen von Leserinnen zu den Schuhratschlägen und -empfehlungen lauten ungefähr so: »Ich verstehe schon, was du generell über Schuhe und Füße und Körperhaltung schreibst, aber ich habe Fußproblem XY, was muss ich denn in meinem speziellen Fall tun?« Unser verschreibungsfixiertes Gesundheitssystem macht uns glauben, wir alle bräuchten unterschiedliche Behandlungen für unsere individuellen Beschwerden – bei unseren Füßen könne das, was bei den meisten Füßen hilft, wegen unserer speziellen Probleme keinesfalls helfen. Wir kapieren nicht, dass all die unzähligen Symptome aus einem kulturellen Problem entspringen: Es gibt ein Grundbedürfnis nach Bewegung, das wir *alle* nicht erfüllen, und unser Körper reagiert auf unterschiedliche Weise auf den gleichen Bewegungsmangel. Geben wir unserem Leben diese Bewegung zurück, gelangt der Körper wieder ins Gleichgewicht (in die Homöostase) und verliert seine so einzigartig erscheinenden Symptome.

Angenommen, dein täglicher Wasserkonsum liegt bei einem großen Glas. Irgendwann führt der Wassermangel zu Verstopfung, und du kaufst dir mein Buch *Heil dich selbst mit Wasser* (erfundener Buchtitel – ich bin keine Wasserexpertin) und überfliegst es auf der Suche nach einer Stelle, an der ich konkret etwas über Verstopfung schreibe und festlege, wie viel Wasser *du* trinken musst, um *dein* Problem zu lösen.

Aber angenommen, ich erläutere in der ersten Hälfte des Buches, wie Wasser wirkt und dass der menschliche Körper elf Gläser am Tag braucht, damit der Wasserhaushalt richtig funktioniert. Mit dieser Empfehlung habe ich jedem einzelnen Menschen genau gesagt, was er für seine Gesundheit tun muss. Um sie auf dich anzuwenden, musst du nur die Zahl der Gläser Wasser, die du bisher täglich getrunken hast (in diesem Fall eins) von der Zahl elf abziehen, und – ZACK – schon hast du deine persönliche Empfehlung (zehn Gläser Wasser mehr am Tag trinken). Muss ich denn hinschreiben: »Wer bereits täglich zwei Gläser trinkt, sollte noch neun mehr trinken« und: »Wer bereits täglich sieben Gläser trinkt, sollte noch vier mehr trinken«? Muss ich denn hinschreiben: »Wer Verstopfung hat, sollte täglich elf Gläser Wasser trinken; wer keine Verstopfung hat, sollte täglich elf Gläser Wasser trinken«?

Außerdem kann unsere individuelle Gesundheit nie und nimmer das Ergebnis eines einzigen Umstands sein. Nein, jeder von uns ist ein körperliches Knäuel aus Angewohnheiten, Umgebungen und Situationen. Das Wassertrinken ist nur ein Input. (Woraus folgt, dass Verstopfung nicht nur daher rührt, dass man nur ein Glas Wasser am Tag trinkt. Manche Menschen haben Verstopfung bei einer Wasseraufnahme von anderthalb oder zwei Litern!) Man kann unmöglich ein Buch schreiben, das jeden einzelnen Menschen genau da abholt, wo er steht, ohne einen allgemeinen, die biologischen Grundlagen berücksichtigenden Rahmen zu setzen. Vielleicht ist dein Wasser ja verseucht – dann musst du nicht die Quantität ändern, sondern die Qualität. Auch hier behandelt mein ausgedachtes Buch nur die Grundlagen des Wassertrinkens, nicht jede einzelne Variable im Leben jedes einzelnen Lesers.

Wahrscheinlich kann ich mit dem Auswalzen dieser Metapher aufhören – du verstehst schon, oder? Durchblättere dieses Buch bitte nicht nach dem Abschnitt über Plantarfasziitis oder Hallux valgus. Das ganze Buch geht dich etwas an, alle meine Bücher gehen dich etwas an, weil du einen Körper hast und weil meine ganze Arbeit sich darum dreht, welche Bewegungen für die Gesundheit und das Gedeihen des menschlichen Körpers unerlässlich sind. Willst du wissen, welche Verhaltensweisen du ändern musst, welche Übungen du machen kannst und was du über die Funktionsweise deiner Füße lernen solltest? Dann musst du lesen, lernen und aktiv werden. Punkt.

Aber das ist noch nicht der Punkt, sorry. Bevor ich mit der Einleitung, die eigentlich nur der Anfang ist, aufhöre, muss ich eins noch loswerden: In vielerlei Hinsicht sind Schuhe etwas Wunderbares. Wohl schon seit Äonen tragen Menschen aus gutem Grund Fußbekleidung. Der Schutz vor Kälte ermöglichte uns, jenseits der ganzjährig angenehmen Klimazonen zu siedeln. Stichfeste Sohlen erlösten unseren Geist ein wenig vom ständigen Achten auf Verletzungsgefahren. Aber für jede Nutzung einer Technologie – ja, Schuhe sind eine Technologie – zahlen wir einen biologischen Preis. Für das Tragen von Schuhen zahlen wir diesen Preis nicht nur mit den Füßen, sondern mit dem ganzen Körper. Der Wechsel zu Minimalschuhen ist nicht nur wegen Fußproblemen empfehlenswert.

Unser Körper kann erst dann optimal funktionieren, wenn die Füße in Form sind, und dazu müssen wir damit aufhören, Aufgaben des Körpers an unbelebte Objekte zu delegieren. Der Wechsel zu Minimalschuhen ist ein Übergang zu einem stärkeren Körper, was wiederum einen großen Schritt (jetzt aber Schluss mit Wortspielen!) in Richtung ganzheitliche Gesundheit darstellt.

TEIL 1 VERSTEHEN

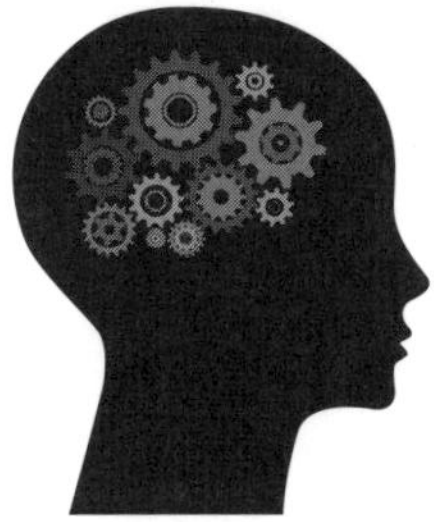

WIE SCHUHE SCHADEN (NICHT NUR DEN FÜSSEN)

Angenommen, deine Ernährung würde ausschließlich aus dem bestehen, was im Kino erhältlich ist. Popcorn, Cola, Süßigkeiten, mitunter auch eine Portion Nachos mit Analogkäse. Einerseits wäre diese Kinodiät, was die »benötigte Kalorienmenge« angeht, gar kein Problem. Du hättest ja zu essen! Prima. Aber falls dem ganzen Industriefraß nicht gerade irgendwo Vitamin C zugesetzt ist, würdest du recht schnell Skorbut bekommen. Irgendwann würde dir auch Vitamin B_{12} fehlen; du wärst schlapp und müde und es würden sich Verdauungsbeschwerden einstellen. Eisenmangel würde sich in einer geschwollenen, wunden Zunge und möglicherweise brüchigen Fingernägeln äußern. Deiner Ernährung würden die essenziellen Fettsäuren fehlen, die heutzutage als »gut« gelten. Deine Bauchspeicheldrüse käme mit der Zuckerzufuhr nicht mehr mit. Ich könnte zu jedem fehlenden Nährstoff reihenweise Symptome auflisten und ebenso zu jedem im Übermaß konsumierten Bestandteil dieser Nahrungsmittel. Die Liste der Probleme einer aus Junkfood bestehenden Ernährungsweise ist genauso lang wie die Liste der zu unserem Wohlbefinden nötigen Nährstoffe. Unsere Gesundheit hängt davon ab, was wir zu uns nehmen und was nicht.

Auf die Frage »Was ist schlecht an einer aus Junkfood bestehenden Ernährung?« könnte ich zahllose Antworten geben. Aber zusammengefasst würde ich sagen, dass der Input dabei nicht dem entspricht, was der Körper braucht, und dass der Körper ohne den richtigen Input mit der Zeit versagt. Setzt man andererseits den richtigen Zusammenhang voraus – keinerlei andere Nahrung verfügbar –, könnte man logischerweise (wissenschaftlich fundiert!) behaupten, dass die Kino-Diät lebensrettend wirkt.

Auf ähnliche Weise lässt sich herkömmliches Schuhwerk nicht auf ein Einzelproblem reduzieren, denn jedes Element eines Schuhs hat seine eigene Wirkung auf den Körper. Jede seiner Eigenschaften kann den durch Bewegung erzeugten Input verändern. In manchen Fällen – wie beim Treten auf Nägel oder Glasscherben – ist die Minderung des Inputs wünschenswert. In anderen Fällen tut diese Minderung – etwa der Sinneseindrücke der Füße – weniger gut, besonders wenn diese Minderung lebenslang erfahren wird. Ohne Input verkümmert und stirbt das Gewebe.

> Barfußschuhe haben einen entscheidenden Anteil an meiner Genesung nach 14 Jahren chronischer Hüftschmerzen. Nachdem ich durch Restorative Exercise™ gelernt hatte, anders zu gehen, wanderte ich stundenlang in Barfußschuhen durch die Wälder von Weston-super-Mare und über den Strand. Bei jedem Schritt spürte ich, wie meine Gesäß- und Beckenbodenmuskulatur arbeitete. Das Gehen in unwegsamem Gelände ließ meine Füße geschmeidig werden. Komisch, dass nach den vielen verschiedenen und kostspieligen Behandlungen gegen Hüftschmerzen eine so simple Aktivität derart große Verbesserungen in meinem Körper hervorrief. Jetzt trage ich nur noch Barfußschuhe – tagsüber Vibrams und Vivobarefoot-Schuhe zum Ausgehen, und ich erwäge sogar, metrosexuell zu werden und ein Paar Unshoes zu kaufen.
>
> *DAVID MCCOID*

Im Allgemeinen ist herkömmliches Schuhwerk schmaler als der Fuß in unbeschuhtem Zustand, besitzt einen erhöhten Absatz und eine steife, dicke Sohle. Schuhe können die Zehen zusammenpressen, was die Fußmuskulatur und in Folge die Gesundheit der Nerven schwächt. Absätze verhindern, dass der volle Bewegungsspielraum vieler Gelenke ausgereizt wird – und dadurch entstehen wiederum stark repetitive, aber kleine Bewegungen in den Hüft- und Kniegelenken. Und da alle Körperteile miteinander verbunden sind, musst du die Ausrichtung von Becken und Wirbelsäule ständig anpassen, um aufrecht zu bleiben, während du auf ebener Erde eigentlich bergab gehst (denn dank der Absätze sind die Ballen niedriger als die Fersen). Ich will damit keineswegs sagen, dass die Anpassung ans Bergabgehen problematisch wäre – dazu hat der Körper ja die ganzen Scharniere. Bedenklich ist nur, dass du dein ganzes Leben lang mit fast jedem Schritt mehr oder weniger abschüssig gelaufen bist, weshalb dein Körper nicht nur seine Haltung, sondern auch seine Gewichts- und Druckverteilung verändern musste – nur um mit dem Input »Absatz« zurechtzukommen. Verstehst du, was ich meine? Schuhe haben vielerlei Wirkungen auf den Körper.

> Als ich 52 Jahre alt war, litt ich schon jahrzehntelang an Fußschmerzen. Im Schuhladen probierte ich 30 Paar Schuhe an, und obwohl ich nur auf Bequemlichkeit, nicht aufs Aussehen achtete, ging ich leer aus, denn meine Füße taten in allen Schuhen weh. Dass ich über die Jahre drei unterschiedliche Paar Orthesen maßfertigen ließ, Polster zur Fußgewölbeunterstützung einklebte, zehn Paar der beliebtesten orthopädischen Schuhe, üppig gepolsterte Laufschuhe und Krankenschwesterschuhe trug und mich physiotherapeutisch behandeln ließ, änderte nichts daran, dass es immer schlimmer wurde.
>
> Letztes Frühjahr entdeckte ich in der Stadtbücherei Katys DVD-Reihe *Aligned and Well*, und diese Videos haben mein Leben verändert. Ich zog die Schuhe aus und bestellte mir die ganze Serie mitsamt Zubehör und auch gleich ein Paar Zehenschuhe zum Wandern auf Wegen und im Gelände – und meine Füße und Knie tun nicht mehr weh. Ich trage nur noch Schuhe mit Nullabsatz und gehe im Haus barfuß. Jetzt gerade stehe ich (keineswegs »unbewegt«) in einer mit Steinen gefüllten Wanne vor meinem Stehpult. Leben = umgekrempelt!
>
> *PAMELA ZAPOL THEDOS*

Dass Schuhe so vielfältige Nachteile haben, bringt den Vorteil mit sich, dass »gesünderes Gehen« dadurch etwas leichter erreichbar ist; man kann einzelne Elemente des Körpers *und* des Schuhwerks nach und nach verändern, sodass der Übergang nicht zur Überforderung wird.

Beim Abschied von herkömmlichem Schuhwerk muss jeder mit der Variable beginnen, die seinem Körper gerecht wird. Was die Auswirkung auf den ganzen Körper angeht, besteht der wichtigste Schritt meiner Erfahrung nach im Senken des Absatzes. Wer dagegen schmerzende, verkrampfte Zehen hat, sollte vielleicht auf Clogs, Flipflops und sonstige Schlappen verzichten und sich Schuhe suchen, die einen festeren Schaft haben. Vielleicht trägst du nie Schuhe mit positiver Sprengung, hast aber dennoch kraftlose Füße oder eine Überpronation und meinst, dass du nur mit dicken Senkfußeinlagen bequem gehen kannst. In diesem Fall werden dir die in Teil 2 vorgestellten Kräftigungs- und Haltungsübungen guttun, und wahrscheinlich solltest du über vielfältigere Untergründe laufen.

Seit mehr als einem Jahrzehnt gebe ich Unterricht zum Thema Füße, Schuhe und Gangart. Meiner Erfahrung nach braucht man Grundkenntnisse der Schuhgeometrie, um zu verstehen, wie das lebenslange Gehen in Schuhen die Körpermechanik verändert, wie und warum der Körper sich an unterschiedlichen Schuh-Input anpasst.

DER ABSATZ

Was ist ein Absatz?

Mit dem Begriff Absatz bezeichne ich jegliche Erhöhung der hinteren Hälfte eines Schuhs. Viele Leute behaupten, sie trügen keine Absätze, aber wer sich nicht bewusst vollkommen flache Schuhe ausgesucht hat, trägt sehr wahrscheinlich Absätze. Nimmt man im Schuhladen einen beliebigen Schuh zur Hand, sei es ein »flacher«, ein Sportschuh oder ein robuster Winterstiefel – von wirklichen »Absatzschuhen« ganz abgesehen –, findet man wahrscheinlich eine Erhöhung im Fersenbereich.

Gewiss ist ein Absatz an und für sich kein Problem. Der Körper verfügt, wie ich bereits sagte, über die nötigen Mittel (Scharniere und Hebel) zur Anpassung an abschüssige Standflächen. Aber was, wenn *alle* Schuhe deines *ganzen* Lebens Absätze haben?

ABSÄTZE UND DIE »NEUTRALE HALTUNG« (UND DAS DIAGRAMM, MIT DEM LANDLÄUFIG DER SINN VON MINIMALSCHUHEN ERKLÄRT WIRD)

Viele Befürworter von Minimalschuhen – besonders diejenigen, die für den Nullabsatz plädieren – verwenden eine Abbildung wie diese:

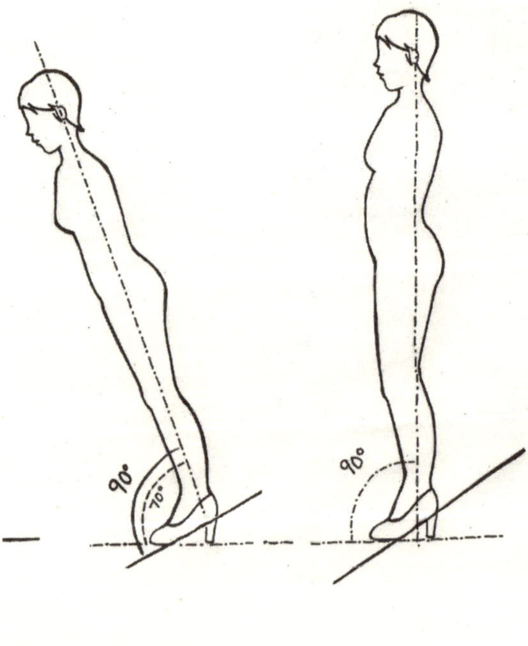

Zwar sind Varianten dieses Bildes weitverbreitet, aber ich glaube nicht, dass die Aussage dahinter wirklich jedem klar ist – und das sollte sie sein, wenn man die Auswirkungen von Absätzen auf den Körper richtig einschätzen will. Also aufgepasst:

Auf Bild A sehen wir eine barfüßige Person in neutraler Haltung, deren Körperachse senkrecht zum Boden ist. Bei der Bestimmung von Lasten – also dem Druck, der auf die Körperteile zwischen Scheitel und Sohle lastet – ist dies hilfreich.

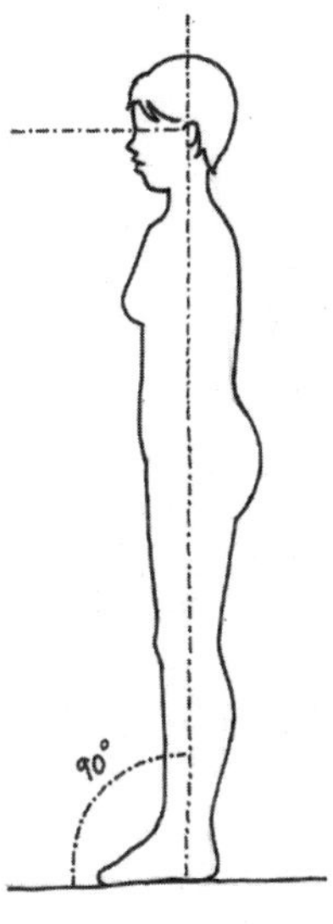

BILD A

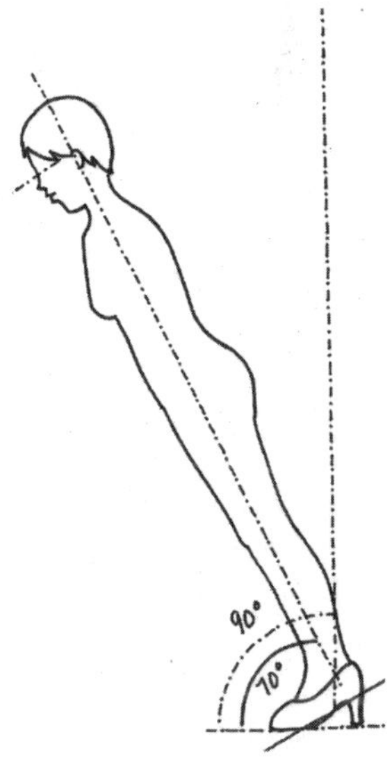

BILD B

Sobald die Person Schuhe trägt, ändert sich der »Boden« (wenn wir *Boden* als die Fläche definieren, auf der der Körper steht), und die Körperachse ist nun senkrecht in Bezug auf den neuen Bodenwinkel (Bild B).

Natürlich kann der Körper so nicht stehen, und ZUM GLÜCK haben wir bewegliche Gelenke, die aufrechtes Stehen auf schiefer Ebene ermöglichen. Allerdings reagiert der Körper – ständig – auf mechanischen Input. Das Interessante für Biomechaniker, Physiotherapeuten, Orthopäden und DICH ist nun, welche Lasten bei diesem Winkel entstehen. Wie muss sich der Körper an den neuen Untergrund anpassen, auf dem er jetzt geht? Welcher neue Input entsteht, wenn man sich so aufrichtet, dass man überhaupt gehen kann?

Damit kommen wir zu Bild C:

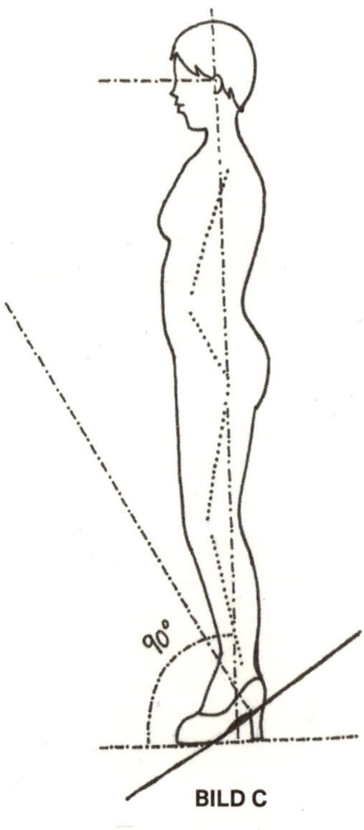

BILD C

Um den Körper – eigentlich den Kopf – aufzurichten, muss man ihn relativ zur Standfläche (eine Ebene, die durch Punkte an Fußballen und Ferse definiert wird) nach hinten bewegen. Dieses Bild zeigt eine Situation, in der das Schienbein nach vorne geneigt und von der Sohle abgewinkelt bleibt, während die Rückwärtsbeugung mehr im Bereich des Knies und des unteren Brustkorbs geschieht, was zu einer bestimmten Krümmung der Beine und der Wirbelsäule führt. Dies ist nur eine Art, mit Schuhen fertigzuwerden; die resultierende Körperhaltung ist eine beliebige Kombination aus Rückwärtsbeugungen oder -streckungen aller Gelenke zwischen Fuß und Kopf.

ABSATZSCHUHE BEI KINDERN

Bild B auf Seite 27 lässt erkennen, dass das Ausmaß, in dem der Körper durch Absätze aus seiner Neutralstellung gebracht wird, von drei Variablen bestimmt wird: der Absatzhöhe, der Fußlänge und der Körpergröße.

Je kürzer der in einem Absatzschuh steckende Fuß ist, desto schräger ist die Ebene, auf der der Fuß steht. Wer Kindern Absatzschuhe anzieht, sollte bedenken: Je höher der Absatz, desto mehr wird der Körper nach vorne gekippt.

- Je kürzer der Fuß, desto mehr wird der Körper nach vorne gekippt.
- Je größer die Körperlänge, desto mehr wird der Körper nach vorne gekippt.

Kinder sind kleiner, haben aber auch kürzere Füße, und aus diesem Grund macht es mich wahnsinnig, wenn Kinderschuhe die gleiche Absatzhöhe haben wie die ihrer Eltern. Die Kürze des Kinderfußes »verstärkt« die Wirkung des Absatzes – selbst bei scheinbar harmloser Höhe. Daraus folgt für die nebeneinander abgebildeten Schuhe (ein Damen-, ein Kinderschuh), dass der Winkel zwischen Boden und Fuß beim Kind viel höher ist als bei der Erwachsenen.

Das bedeutet auch, dass die zum Aufrichten des Körpers nötigen Anpassungen für das Kind relativ größer sind als für die Erwachsene. Lust auf Geometrie zum Anfassen? Such dir ein frei stehendes Regal, lege dieses Buch unter die rechte oder linke Unterkante und achte darauf, wie das Regal kippt.

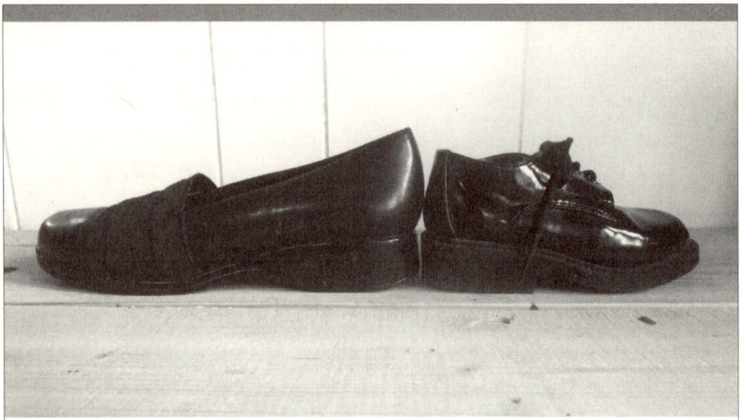

(Zusatzpunkte gibt es, wenn du darauf achtest, wie sich die Gegenstände darin verschieben und so die Lasten der einzelnen »Zellen« umverteilt werden.) Stecke dann das Buch von hinten unter das Regal und achte erneut auf die Neigung des Möbels … und seines Inhalts. Abgesehen von medizinischen Sonderfällen und festlichen Anlässen haben Absatzschuhe an Kinderfüßen nichts verloren. Kinderschuhe sind keine Miniaturversionen der Erwachsenenmode, sondern Riesenversionen. Sie ***vergrößern*** den Schaden, den herkömmliches Schuhwerk anrichtet. Aus diesem Grund und vielen anderen Gründen kaufe ich meinen Kindern nur Minimalschuhe.

Bild D zeigt eine andere Art des A »Aufrichtens« beim Tragen von Absatzschuhen.

Es ist schwierig, genau zu ergründen, was beim Tragen von Absätzen vorgeht, weil es von der Form und Gewichtsverteilung des individuellen Körpers und der bevorzugten Art der Kompensation abhängt. Das ist einer der Gründe, warum Forschungen zu den Eigenschaften von Schuhen einander widersprechen können; alle Menschen sind einzigartig in Form und Verhalten, sogar innerhalb desselben Alters oder Geschlechts.

Und, liebe Mannsbilder, dass diese Grafiken IMMER Frauen abbilden, heißt nicht, dass das Gleiche nicht in eurem Körper passiert, wenn ihr Schuhe mit Absatz tragt. Der einzige Unterschied besteht

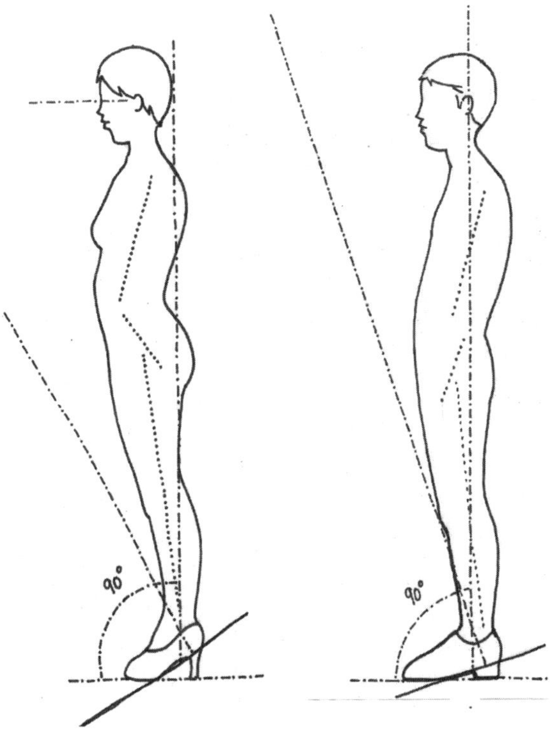

BILD D **BILD E**

> Minimalschuhe haben meine seit einem Jahr bestehende Plantarfasziitis beseitigt. Sie wurde immer schlimmer, bis ich die übertrieben dicken Schuhe aufgab, die Absatzhöhe langsam senkte und mehr barfuß lief. Im Laufe eines Jahres ging ich von Laufschuhen über das Modell »Nike Free« zu flachen Sohlen über. Inzwischen kriege ich von Schuhen mit herkömmlichem Absatz und Senkfußstütze müde, schmerzende Füße. Fast sechs Jahre ist das jetzt her, und die Plantarfasziitis ist nicht wiedergekehrt.
>
> *ROLAND DENZEL*

darin, dass der Absatz unter Männerschuhen meistens niedriger ist als der hier abgebildete und dass Männer meist längere Füße haben (Bild E). Andererseits sind Männer im Durchschnitt 20 Zentimeter größer als Frauen, woraus folgt, dass sich euer langer Körper bei gleicher Schuhgröße mehr krümmt als der einer kleineren Frau.

Der entscheidende Punkt ist: Auch wenn du in deinen Schuhen aufrecht zu stehen meinst, sind die Lasten in deinem Körper ganz anders verteilt, als wenn du barfuß auf ebener Erde stehen würdest.

Wenn du, wie ich es tue, den Körper als eine Ansammlung von Zellen siehst, die allesamt individuell auf mechanischen Input reagieren, und wenn du bedenkst, dass die Reaktion jeder Zelle auf ihr mechanisches Umfeld Konsequenzen für ihre Genexpression hat (einen Überblick über die Themen Mechanotransduktion und gefangenschaftsbedingte Erkrankungen bietet mein Buch *Bewegung liegt in deiner DNA*), dann wird die Absatzhöhe zu einem kritischen Punkt.

Wie immer du dich auch selbst in die Senkrechte faltest, betrachte einmal die Bilder A und C und überlege, wie sich die mechanischen Umfelder der Zellen unterscheiden. Gewiss, jede Haltungsänderung erfordert eine Bewegung der Knochen, aber auch Muskeln müssen sich verkürzen oder verlängern. Und bestimmte Körperteile erfahren nicht so viel Druck voneinander (oder vom Boden), wie sie könnten. Zellen innerhalb der Knochen geraten unter Druck (oder auch nicht), was eine bestimmte Verteilung der Knochenmasse ergibt. Die Wirkung der Lasten mag gering sein, aber an diese geringen Verformungen passen sich die Zellen (und damit der ganze Körper) an.

Wie gesagt, beim Bergabgehen sind diese Verlagerungen völlig natürlich; unnatürlich ist die Dauer der Zeitspannen (den ganzen Tag, das ganze Leben lang), die wir im mechanischen Umfeld von Absatzschuhen verbringen. Das Problem ist nicht, dass sich die Zellen deines Körpers bei erhöhtem Absatz anders verhalten als in einem natürlichen Umfeld. Das Problem ist, dass sie sich in fast jeder wachen und bewegten Sekunde deines bisherigen Lebens unnatürlich verhalten haben.

DEIN KÖRPER HAT MEHR »TEILE«, ALS DU DENKST

Das Problem besteht nicht nur in der zellulären Stauchung. Beim Tragen von Schuhen mit Absätzen geschehen auch weniger subtile Dinge, die man mit eigenen Augen sehen und messen kann – zum Beispiel die Änderung der Gangart.

So wie der Schuh den Zellen gewisse Lasten aufbürdet, hält der Absatz des Schuhs – ganz offensichtlich – die Ferse vom Boden fern. Na und? Die ständige Erhöhung der Ferse gegenüber dem Vorderfuß verändert die Distanzen, die einzelne Körperteile überwinden müssen. Natürlich betrifft das nicht den Körper als Ganzes. Der ganze Körper bewegt sich wie gewöhnlich fort, aber die Art, wie er sich bewegt, ändert sich, wenn ein Stück Schuhwerk die Ferse daran hindert, so mitzuarbeiten, wie sie es ohne Schuh tun würde.

DES EINEN LEID

Schuhe verschaffen manchen Menschen Erleichterung und sind daher durchaus von Wert. Ein Grund, warum Menschen Absatzschuhe wählen, ist beispielsweise die Entspannung, die das Tragen von Absätzen der hinteren Muskelkette gewährt, die sich vom Becken bis zu den Fersen zieht. Weil wir einen Großteil unseres Lebens im Sitzen verbracht haben und praktisch von Geburt an Schuhe mit positiver Sprengung tragen, hat sich der Wadenmuskel, der vom Oberschenkel bis zur Achillessehne verläuft, dementsprechend verkürzt. Wenn man nun Absätze trägt, kann sich die rückwärtige Beinmuskulatur ein wenig entspannen, und der untere Rücken wird beim Aufstehen weniger belastet.

Zwar sind Absätze daher für viele Menschen bequemer, aber das Problem – der langsame Abbau von unerlässlichem Muskelgewebe im ganzen Körper – dauert fort. Wie alle »Orthesen« (ich benutze das Wort im allgemeinen Sinne: etwas, das bestimmte Strukturen unterstützt, andere dagegen in ihrer Funktion einschränkt) schaltet diese Zwischenlösung letztlich nur das Alarmsignal (Rücken-, Knie- oder Fersenschmerz) ab, ohne das Problem zu beheben. Fazit: Benutze wenn nötig deine Orthesen – was immer sie sein mögen –, aber glaube nicht, das Feuer sei gelöscht, wenn nur der Alarm ausgeschaltet ist.

Beim Diagnostizieren/Reparieren/Konstruieren einer Maschine ist eine Liste ihrer Komponenten oder Bauteile hilfreich. Um alle Bauteile des Sprunggelenks zu nennen, könnte man ein Anatomiebuch zur Hand nehmen und Knochen, Muskeln, Bänder, Faszien und andere Gewebestrukturen auflisten. Wer jedoch ein Interesse an optimal funktionierenden Füßen hat und die für Muskelaufbau, Durchblutung und Nervenfunktion erforderlichen Bewegungen wiederherstellen will, muss die Komponentenliste um den Bewegungsspielraum des Sprunggelenks ergänzen, denn auch das ist ein »Bauteil« der Maschine. Und so wie die Liste alle für die volle Beweglichkeit nötigen Muskeln und Knochen umfassen muss, müssen auch alle möglichen Bewegungswinkel des Sprunggelenks als Bauteil aufgeführt sein.

Es mag dir schwerfallen, »fünf Grad Beweglichkeit« als eigenes Bauteil anzusehen, aber bedenke, dass mit jedem Verlust an Beweglichkeit auch die volle Funktionsfähigkeit der Fußmaschine verloren geht – was eigentlich für jede Maschine gilt. Würdest du bei einem Auto Räder hinnehmen, die sich nur um 355 Grad drehen? Wenn wir jedes Grad an Beweglichkeit für »notwendig« erachten, dann liegt auf der Hand, dass Absätze auf lange Sicht die Funktion beeinträchtigen. Ein Absatz verbaut praktisch einen Teil des möglichen Bewegungsspielraums, sodass dieser Teil beim Gehen oder Stehen nicht genutzt werden kann.

Dazu kommt, dass kein Muskel, der auf unserer gedachten Liste steht, in Wirklichkeit ein Einzelteil ist. Jedes Muskel-Bauteil ist eine aus vielen winzigen Teilen aufgebaute Struktur – und es sind Teile, die durch Gebrauch zu- oder abnehmen können. Und wer ein Beweglichkeitsteil verliert, büßt auch einen Teil Muskellänge ein. Das Tragen von Absätzen führt mit der Zeit zum Verlust von mehr Bauteilen, als dir womöglich bewusst ist, nämlich von Beweglichkeitsgraden und Muskelgewebe.

WEITERE BIOMECHANISCHE MACKEN HERKÖMMLICHER SCHUHE

- Der Zehenraum ist zu eng und hindert die Zehen daran, sich zu spreizen, oder drückt sie sogar zusammen (z. B. spitze Abendschuhe).
- Der Schaft bietet dem Fuß keinen Halt (z. B. Clogs, Flipflops)
- Die Sohle ist steif und unnachgiebig, sodass die Gehbewegung allein aus dem Sprunggelenk kommen muss, statt sich über den ganzen Fuß zu verteilen; oder auch dick, sodass der Fuß beim Treten auf Unebenheiten nicht verformt wird (sprich: seine 33 Gelenke nicht bewegt werden).

Dieser Gewebeverlust bringt auch eine Zunahme mit sich, allerdings keine, die der langfristigen Funktionsfähigkeit der Beine dient. Wenn der Ferse der Bodenkontakt verwehrt wird, haben alle anderen Gelenke mehr zu tun. Auch das ist an sich nichts Schlechtes – Gelenke sind dazu da, füreinander zu kompensieren. Aber diese eine Kompensation wäre in natürlicher Umgebung auf einen Anstieg oder Abfall des Geländes beschränkt, der sich bald ändern würde. Die Kompensationsleistungen des Körpers sind nicht auf Dauer angelegt, sondern eignen sich am besten für kurze Phasen, die sich im Falle der Füße und Fußgelenke mit wechselnder Bodenbeschaffenheit ändern. Nur tun wir die meisten unserer Schritte ausschließlich auf ebenem Grund. Und der Winkel unserer Schuhe bleibt gleich. Daraus folgt, dass der Apparatur unseres Körpers, die am besten unter ständig wechselnden Bedingungen funktioniert, nur kleinräumige Bewegungen mit hoher Wiederholungsrate zugestanden werden. Und da jeder Schritt, den du getan hast, das Sprunggelenk weniger und andere Gelenke mehr beansprucht hat, als von der Natur vorgesehen, sind die Muskeln und Gelenkbewegungen, die bei natürlichem Gehen benutzt (und gestärkt) worden wären, nicht benutzt worden. Stattdessen kamen Gelenke zum Einsatz, die nicht bei jedem Schritt benutzt werden sollten – und die zahlen den Preis.

Die Auswirkungen dieses Abbau/Aufbau-Verhältnisses betreffen nicht nur Fuß und Fußgelenk; sie betreffen den ganzen Körper. Sobald die Kompensation einsetzt, werden auch andere Gelenke mittelbar behindert, andere Muskeln verkürzt und so weiter. Und es bleibt nicht bei Einschränkung und Verkürzung; für die Antagonisten (Gegenspieler) gilt das Gegenteil. Stell dir die Unterschenkelvorderseite einer eifrigen Absatzträgerin vor. Wenn ein Gelenk länger als natürlich in geöffnetem Winkel gehalten wird, muss sich das Gewebe an die veränderten Lasten anpassen. In vielen Fällen entsteht dadurch eine unnatürliche Schlaffheit des Gelenks (gemeinhin als Hypermobilität bezeichnet) und eine erhöhte Muskellänge, was ebenfalls auf etwas andere Art den Spielraum für kraftvolle und stabile Bewegungen einschränkt.

> Als meine Frau auf einmal *Vibram Five Fingers* trug, machte ich mich ordentlich über ihre Clownsschuhe lustig. Sie hatte Fußbeschwerden gehabt, aber nach einem halben Jahr in Barfußschuhen waren ihre Probleme weg. Als Läufer war ich davon überzeugt, dass mein Fuß nur mit erhöhtem Absatz, Stoßdämpfung und Pronationsstütze Bestleistungen bringen könnte. Aber als ich bei meiner Frau sah, wie gut das Tragen von Minimalschuhen für Füße, Knie und Rücken war, probierte ich auch welche aus. Inzwischen treibe ich nur noch in Minimalschuhen Sport. Ich fühle mich geerdeter und mit der Erde verbundener.
>
> *JEFF HEMMAT*

> Als ich Katy Programm entdeckte, wurde mir klar, wie schädigend das jahrelange (jahrzehntelange) Tragen von Flipflops gewesen war. Inzwischen habe ich Waden und Zehen eifrig gedehnt, und das hat meine Art zu gehen verändert. Ein schöner Nebeneffekt ist, dass ich beim Reiten Riesenfortschritte gemacht habe, weil ich die Zehen nicht mehr verkrampfe!
>
> *DIANNE MCCLEERY*

Gibt es gute Absätze und schlechte Absätze? Nein. Absatz ist Absatz. Jede Art von positiver Sprengung – auch in »vernünftiger« Höhe – beeinträchtigt die volle Beweglichkeit des Körpers und bringt den Körper buchstäblich aus der Form. Selbst wenn du dir also alle Mühe gibst, ein mit Bewegung in Form von Gehen, Hocken und Hängen erfülltes Leben zu führen (wie ich es in *Bewegung liegt in deiner DNA* empfehle), dies aber in herkömmlichen Laufschuhen mit ein bis zwei Zentimetern Sprengung tust, bist du nicht mit allen deinen Teilen bei der Sache.

ABSCHIED VOM ABSATZ

Du möchtest also alle deine Bauteile wieder an der Party teilnehmen lassen? Heißt das, dass du auf der Stelle die Absätze loswerden musst? Nö. Wenn du den Großteil deines Lebens Schuhe mit Positivabsatz getragen hast, sind deine Einzelteile anders verteilt, als es für das Gehen ohne Absatz erforderlich ist. Ein abrupter Wechsel bringt Verletzungsrisiken mit sich. Für den Abschied vom Absatz empfehle ich zunächst, mindestens einen Monat lang die Ausgleichsübungen (Teil 2) zu praktizieren und weiterhin das gewohnte Schuhwerk zu tragen. Ja, *sogar* wenn du regelmäßig hochhackige Schuhe trägst. *Besonders*, wenn du tagelang hohe Schuhe trägst. Ändere dein Schuhwerk nach und nach. Senke deine Absatzhöhe, aber schrittweise. Inzwischen sind einige Minimalschuhe für den Übergang erhältlich, die acht oder vier Millimeter Sprengung aufweisen. Der sicherste Weg ist, die Absatzhöhe langsam zu reduzieren und gleichzeitig die in diesem Buch beschriebenen Übungen zu machen.

ES LIEGT NICHT *NUR* AN DEN SCHUHEN

Ein wichtiger Punkt ist, dass Verspannungen in der Wade – Verspannungen, die oft Schmerzen in der Ferse verursachen – nicht nur daher rühren, dass die Schuhe das Sprunggelenk leicht vom Unterschenkel abwinkeln, sondern auch daher, dass die Sitzposition das Knie in einem 90-Grad-Winkel »eingipst«. Wer sich also körperlich an Minimalschuhe anpassen möchte, sollte weniger Zeit mit gebeugten Knien verbringen – diese Position verkürzt auch die hintere Beinmuskulatur. Mehr Informationen und hilfreiche Übungen dazu findest du in Teil 2.

Der Zeitpunkt für niedrigere Absätze ist dann gekommen, wenn du bei den Waden-Dehnübungen weiter nach vorne kommst, wenn du das Becken mühelos vom Nach-vorne-Kippen abhalten kannst und wenn du schmerzfrei in niedrigeren Schuhen laufen kannst.

SCHLAPPE SCHLAPPEN

Womöglich bist du als Fan von Flipflops jetzt ziemlich erleichtert, weil dir deine Schlappen minimal vorkommen: flach, breit und biegsam. Zudem sind sie »offen« – ein wichtiges Zeichen von »Natürlichkeit«, lässt offenes Schuhwerk doch mehr Sinneseindrücke in Form von Luftdruck und -temperatur zu. Richtig, Flipflops sind GANZ NAH DRAN! Aber um minimal im Sinne von »natürliches Gehen ermöglichend« zu sein, fehlt ihnen etwas Entscheidendes – sie halten nicht am Fuß. Wir müssen unnatürliche Muskelarbeit verrichten, um sie anzubehalten. (Leider ist diese Greifbewegung der Zehen auch bei manchen Slippern und Sandaletten vonnöten.) Mit der Zeit führt das motorische Muster des Zehenkrümmens zu einer Verkürzung der Zehenmuskeln (und zum Verlust von Beweglichkeit), die sich wiederum auf Balance, Fußwölbung und anderes auswirkt und zu Zehenkontrakturen (alias Hammerzehen) führen kann. Neuere Forschungen zu Flipflops zeigen auch, dass das »aktive Anbehalten des Schuhs« die Gangart auf vielfache Weise verändert. Das Tragen von Schlappen wirkt sich also nicht nur auf die Füße aus.

Ich weiß, ich weiß. Zehenkrümmung klingt nicht besonders schlimm, aber beim Krümmen – während des Gehens – passiert mehr, als dass sich die Zehen an verschiedenen Stellen beugen. Diese Beugungen verändern letztlich den Bodenkontakt des Fußes. Diese Beugungen erzeugen mechanischen Input bei den Nerven der Haut und können allerlei Probleme nach sich ziehen, die scheinbar gar nichts mit dem Bewegungsapparat zu tun haben.

Wie das geht, wirst du gleich sehen.

Wenn man Schuhe trägt, die nicht von selbst am Fuß halten, verursacht die Greifbewegung folgende Krümmungen und Drücke:

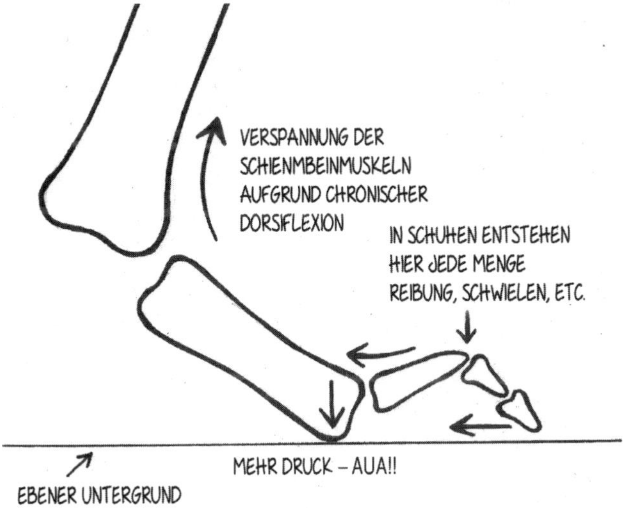

Die zum Anbehalten des Schuhwerks nötige Greifbewegung klappt manche Zehenknochen nach oben und andere nach unten, presst einige Knochen mit dem Ende gegen den Boden, sodass ein überhöhter Druck entsteht (der langfristig zu Zehenkontrakturen oder Mittelfußschäden führen kann), und einige Knochen mit dem Ende gegen das Obermaterial des Schuhs (was mit der Zeit zu Schwielen und Hühneraugen führen kann, wenn Reibung vorliegt). Von den Verspannungen an der Vorderseite des Beins rede ich schon gar nicht – denn die wirst du bei der Dehnung des Fußrückens im Übungsteil selbst bemerken. (Wenn du es jetzt gleich ausprobieren möchtest, bitte schön. Ich warte so lange.)

Wer weder seine natürliche Gangart noch seine Badeschlappen verlieren möchte und *dennoch* gerne Seebrise und Sonnenschein auf der Haut spürt oder auch die Erdigkeit und Eiseskälte des kanadischen Herbstes, sollte in irgendetwas schlüpfen, das wie eine Römersandale aussieht. Etwas Leichtes mit Riemchen, das aber fest mit dem Fuß verbunden ist. Wer sucht, findet Sandalen mit äußerst minimiertem Obermaterial, die aber so konstruiert sind, dass die Sohle ohne Zehenkrampf am Fuß bleibt.

DER SCHMIERFUSS

Wie Schuhe direkt Verformungen verursachen, habe ich schon ausgeführt. Aber andauernde Verformungen können auch durch Muskelschwächen und -stärken hervorgerufen werden, die sich wiederum aus deiner Laufleistung (oder dem Mangel daran), deiner Sitzhäufigkeit (und -haltung) und dem im Laufe deines Lebens bevorzugten Schuhwerk ergeben.

Du und ich sind Teil einer ständig Schuhe tragenden, meistens sitzenden Kultur, deren Auswirkungen über verspannte Ober- und Unterschenkel oder Hühneraugen und Hammerzehen hinausgehen. So wie die Rückenflosse gefangen gehaltener Orcas abknickt, knicken auch unsere Beine in der Hüfte ein – und ziehen das Sprunggelenk mit sich. Ich wiederhole es gerne: Fußgesundheit ist eine Ganzkörperangelegenheit, und das wird wohl nirgendwo so deutlich wie beim Schmierfuß.

Schmierfuß ist ein Begriff, den ich selbst geprägt habe, weil er, wie ich finde, deutlich macht, was bei der Pronation genannten Bewegung eigentlich strukturell vorgeht. Von Pronation hast du wahrscheinlich gehört – das »Einwärtsrollen« des Fußes beim Laufen oder Gehen. Zahllose Laufschuhe und Einlagen wurden erdacht, um dies zu verhindern, und die Erklärungen dazu sehen gewöhnlich so aus:

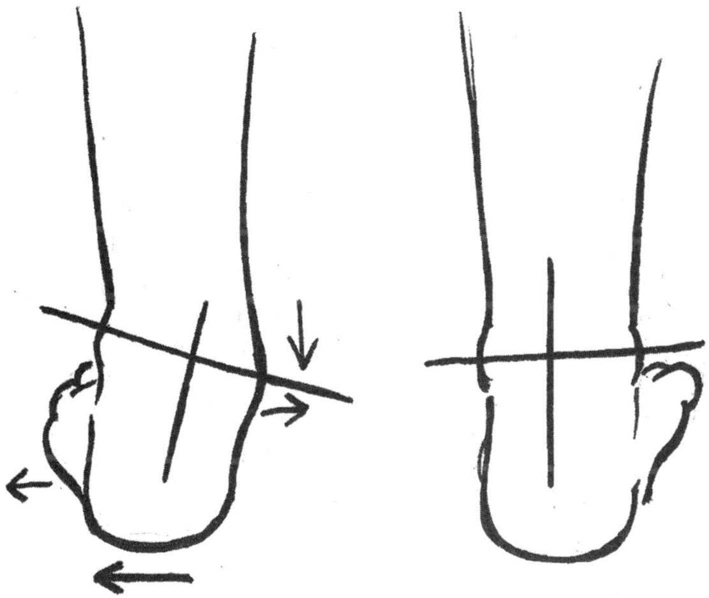

Aber Pronation ist eigentlich keine einwärtskippende Bewegung – besser gesagt: Sie ist nicht nur eine einwärtskippende Bewegung. Pronation ist eigentlich eine Bewegung des Sprunggelenks auf drei Ebenen. Die Knochen des Unterschenkels und des Fußes verschieben und drehen sich also auf drei verschiedenen Ebenen, weshalb wir jetzt über Bewegungsebenen sprechen müssen.

Ebene 1: Angenommen, man möchte Butter auf eine Scheibe Brot schmieren, beginnt man dazu mit der Butter auf einer Seite der Scheibe und bewegt sie zur anderen Seite hinüber.

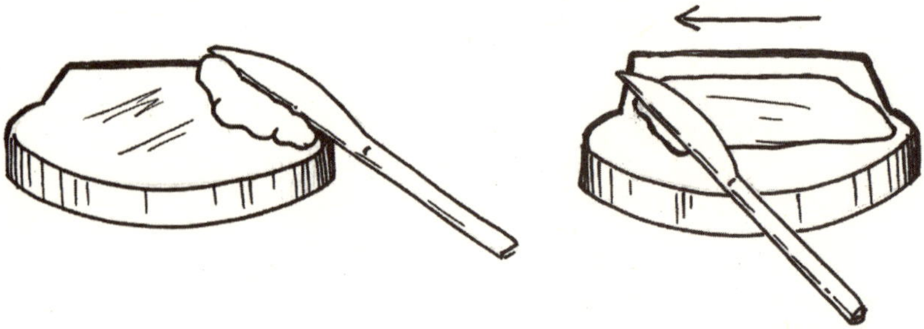

Ebene 2: Beim Ausbreiten der Butter von rechts nach links bewegt man diese nicht nur übers Brot, sondern verringert auch die Höhe des anfänglichen Butterhaufens.

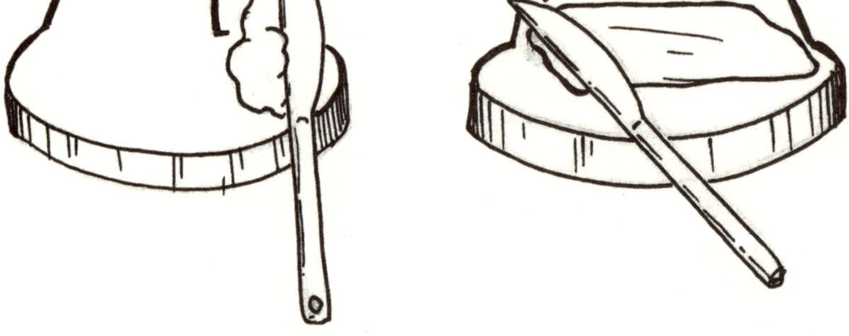

Ebene 3: Nehmen wir nun an, der Messergriff wird am Ende mit einem Nagel fixiert. In diesem Fall kann man die Butter nicht mehr von rechts nach links verteilen, sondern muss sie von einer Seitenkante des Brotes zur Rückenkante schmieren, indem man das Messer um die Achse dreht, die der Nagel bildet.

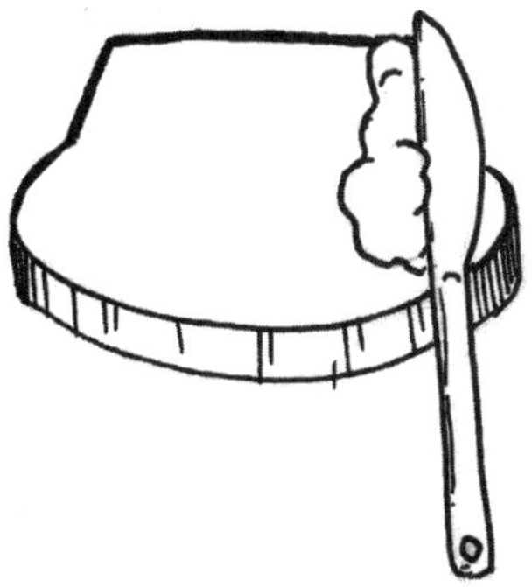

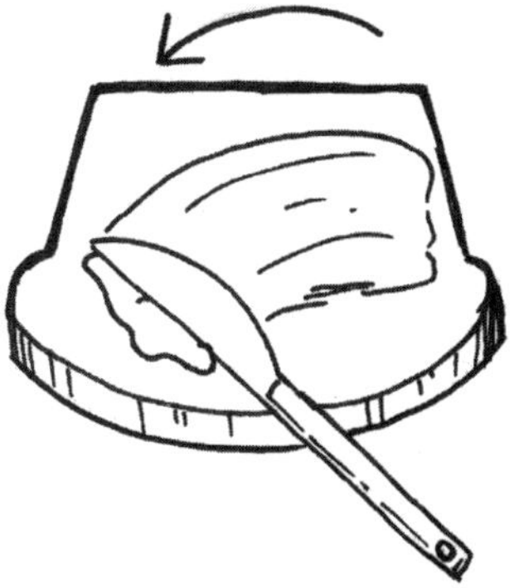

Voilà! Kombiniert man diese drei Bewegungen, erhält man eine Pronation: eine Bewegung, die das Schienbein einwärtsdreht (Knie zeigen zueinander), das Bein zur Körperachse hin verschiebt und das Bein dem Boden ein bisschen näher bringt.

Und jetzt kommen wir zum Schmierfuß. Auch wenn ich gerne Wörter erfinde (gut, dass Bücher lektoriert werden), habe ich mir den Begriff *Schmierfuß* nicht einfach deshalb einfallen lassen, weil mir das Wort *Überpronation* nicht gefällt. Schmierfuß und Überpronation sind zwei verschiedene Dinge, und das ist der Unterschied: Pronation ist die oben beschriebene Bewegung über drei Ebenen, und ein Schmierfuß ist die *Auswirkung* dieser dreifaltigen Verformung auf den gesamten Unterschenkel. Der Fuß und alle seine Bewegungen existieren nämlich nicht in einem Vakuum. (PS: Solltest du zurzeit in einem tatsächlichen Vakuum leben, gilt der letzte Satz nicht für dich.) Deine Fußsohle steht in einer physischen Beziehung zum Boden.

> Ich weiß nicht mehr, wann ich zum ersten Mal zu hören bekam, ich hätte Plattfüße, also gehe ich davon aus, dass ich damit geboren wurde. Von Mal zu Mal dicker werdende und »besser stützende« Einlagen verschafften meinen schmerzenden, ungewöhnlich platten Füßen kaum Linderung … und halfen auch nicht gegen die zunehmenden Knie-, Hüft- und Rückenschmerzen. Als ich eine entsetzliche Plantarfasziitis bekam, reichte es mir, und ich machte mich auf die Suche nach Heilung. Und siehe da, ich hatte Schmierfuß! Katys Blogpost und ihr Video über den Schmierfuß haben meine Füße und mein Leben verändert! Ich warf meine »stützenden« Schuhe weg und arbeitete an der Regeneration und Wiedererstarkung meiner Füße (und Beine). Die Reparatur meines Fundaments linderte auch die Knie- und Hüftbeschwerden und bescherte mir einen kleinen, aber gesunden Haltungsfimmel.
>
> *AMANDA JOHNSON*

Da die Haut der Fußsohle Bodenhaftung hat, taucht sie – wenn das Bein einwärtsrotiert und den Fußrist mit sich zieht, sodass der obere Teil des Fußes seitwärts vom unteren, am Boden bleibenden Teil wegstrebt – als Ausbuchtung am äußeren Rand des Fußes auf. Beim Schmierfuß werden letztlich alle Teile des Fußes in ihrem Verhältnis zum Boden und zueinander verformt (Bild rechts).

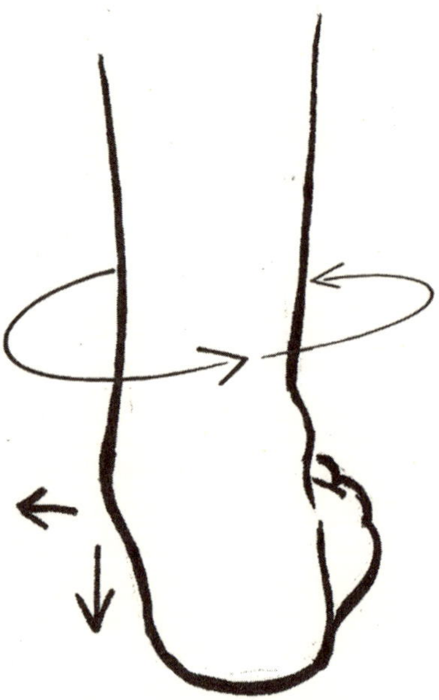

Die Sache mit dem Schmierfuß solltest du spätestens dann begreifen, wenn du die Füße parallel stellen willst und plötzlich merkst, dass am Außenrand etwas hervorlugt. Tatsächlich sehen viele Menschen, wenn sie von oben auf ihre Füße blicken, einen Teil ihrer Fußsohle. Moment. Was war das? Was stand da? Lies es ruhig noch einmal.

DAS SPRUNGGELENK

Die meisten Menschen betrachten das Fuß- oder Sprunggelenk als einfaches Klappscharnier, das sich um die Achse der beiden Knöchel etwas oberhalb des Fußes dreht. Aber bei genauerem Hinsehen sind die Bewegungen in der Knöchelregion viel komplexer, man spricht daher von einer Gelenkregion.

Was wir Sprunggelenk nennen, besteht eigentlich aus zwei Gelenken, dem oberen (OSG, Articulatio talocruralis) und dem unteren Sprunggelenk (USG, Articulatio talotarsalis). An den lateinischen Namen erkennt man, dass beide Gelenke mit dem Sprungbein (Talus) zu tun haben. Das »eigentliche« Fußgelenk ist das OSG und sichert die Beweglichkeit zwischen Schienbein, Wadenbein und Sprungbein. Das USG besitzt eine vordere, mittlere und hintere Gelenkfacette und ermöglicht Bewegungen auf drei Ebenen.

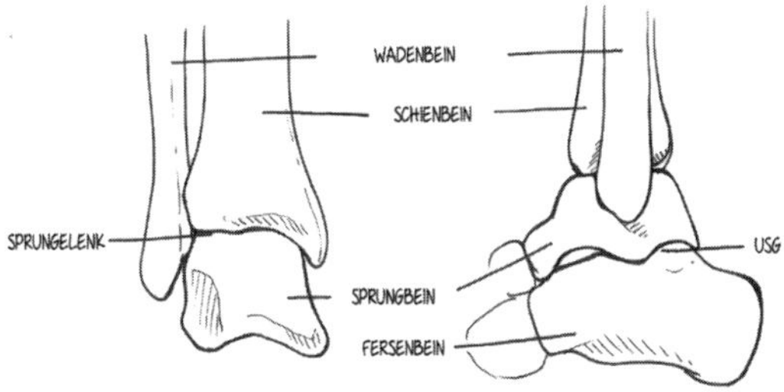

Das »eigentliche«, zwischen den Knöcheln wahrnehmbare Sprunggelenk sorgt für die Aufwärts- (Dorsiflexion) und Abwärtsbewegung (Plantarflexion) des Fußes, während das untere Sprunggelenk eher wie ein Gyroskop funktioniert und dem Körper den aufrechten Gang auf unebenem Terrain ermöglicht.

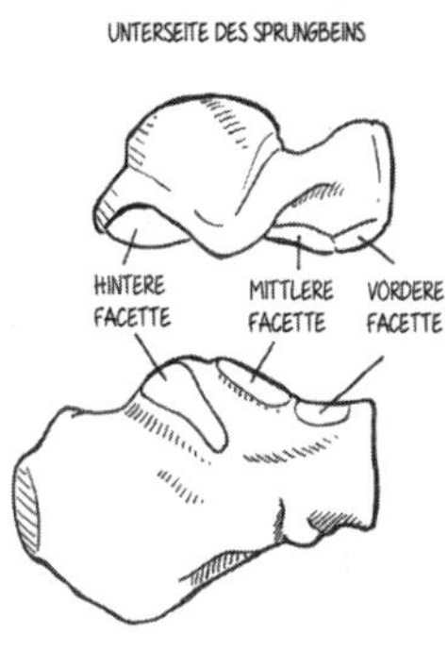

Da wir hauptsächlich auf ebenem, waagerechtem Grund gehen, liegt die Bewegungsleistung des USG unter dem, was ihm in abwechslungsreichem Gelände abverlangt würde. Die vielfältigen Funktionen der Sprunggelenksregion sind daher nicht so erforscht, wie es wünschenswert wäre. Das heißt, dass sich die Erforschung des Sprunggelenks weitgehend auf seine Scharnierfunktion beim Laufen über ebenen Grund beschränkt.

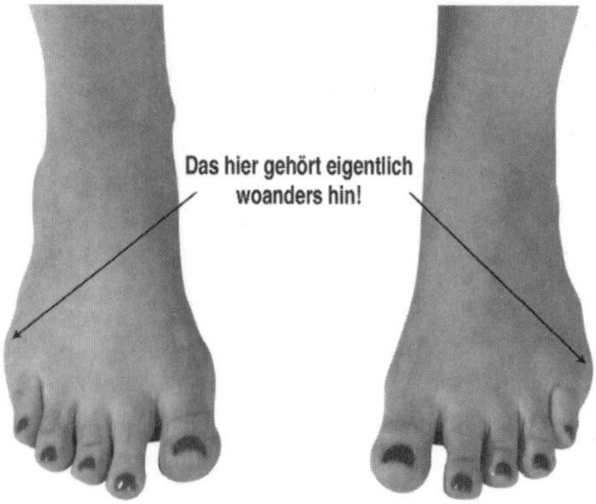

Biomechanik ist doch lustig, oder?

Jetzt, wo du weißt, dass sich die Fußknochen innerhalb der Fußhaut verschieben können (gut, dass es Bindegewebe gibt!), fragst du dich womöglich: »Mit welchem Muskel kriege ich die Sohle wieder unter den Fuß?« Und die Antwort lautet … Es gibt im Fuß keinen Muskel, der die Bauteile wieder an ihren Platz bringen könnte. »Entschmieren« lässt sich die Fußhaut nur durch die Korrektur der Hüftbewegung (Auswärts- statt Einwärtsdrehung), während die Fußhaut auf dem Boden bleibt. Sohle + Bodenkontakt + Auswärtsdrehung = Korrektur der Fußhaut, der Fußknochenbelastung und der Achsen der Sprunggelenke auf einmal. Aus diesem Grund findest du in Teil 2 Übungen zur Auswärtsdrehung und zur Kräftigung der Hüftrotatoren und der seitlichen Hüftmuskulatur.

PRONATION LÄSST SICH NUR SCHWER MESSEN

Da unsere Füße und unser Becken unterschiedlich dimensioniert sind, unterscheidet sich auch das Ausmaß der Verschiebungen auf allen Bewegungsebenen bei jedem von uns. Beurteilt man die Pronation nur anhand eines einfachen Messwerts (beispielsweise anhand der auf Seite 42 beschriebenen Einwärtsverschiebung), und es liegt mehr Drehung als Verschiebung vor, dann entgeht einem, dass die gesamte untere Extremität teilweise von den vorgesehenen Achsen abweicht.

Wenn du an der Korrektur deiner Oberschenkelausrichtung arbeitest, etwa mit der Oberschenkel-neutral-Übung, ändern sich umgehend die Ausrichtung von Hüfte, Knie, Sprunggelenk und – da du den Fuß entschmierst – die Höhe des Fußgewölbes. Und eine veränderte Gewölbehöhe kann eine Verkürzung des Fußes mit sich bringen.

MAL SEHEN, OB DEINE SCHUHGRÖSSE DURCH SCHMIERFUSS VERFÄLSCHT IST

1. Stell deinen Fuß mit vollem Gewicht und geradeaus zeigend auf ein Blatt Papier. Lass die Muskeln locker. Jetzt brauchst du noch nichts zu korrigieren (wir wollen sehen, wie dein Fuß normalerweise aussieht).
2. Zeichne den Umriss deines Fußes aufs Papier.
3. Nimm den Fuß weg und miss die Fußlänge.
4. Stell den Fuß wieder in den Fußabdruck und drehe den Oberschenkel aus der Hüfte heraus so lange auswärts, bis die Kniekehle neutral steht (wie auf Seite 64 beschrieben).
5. Zeichne erneut den Umriss deines Fußes.
6. Markiere den »auswärtsgedrehten« Umriss mit einer anderen Farbe und miss erneut die Fußlänge (achte auch auf die Breite und die allgemeine Form).

Auf den Abbildungen siehst du, dass mein linker Fuß (der generell einen halben Zentimeter länger ist als mein rechter) nicht nur kürzer wird, wenn Ober- und Unterschenkel weniger von ihrer Achse weggedreht werden, sondern auch schmaler ausfällt, sobald ich die dreidimensionalen Verschiebungen meiner Sprunggelenkregion korrigiert habe.

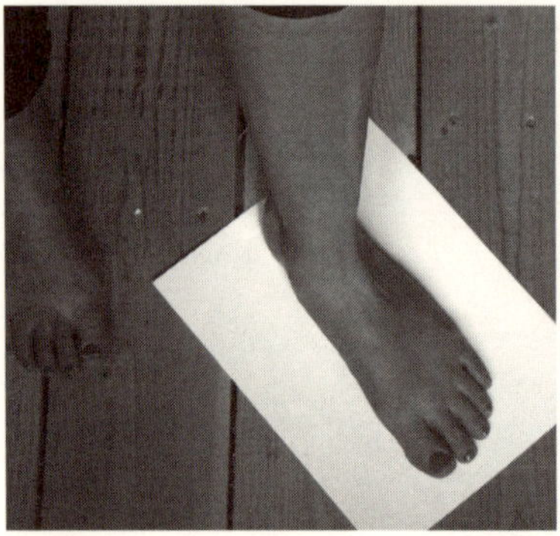

1

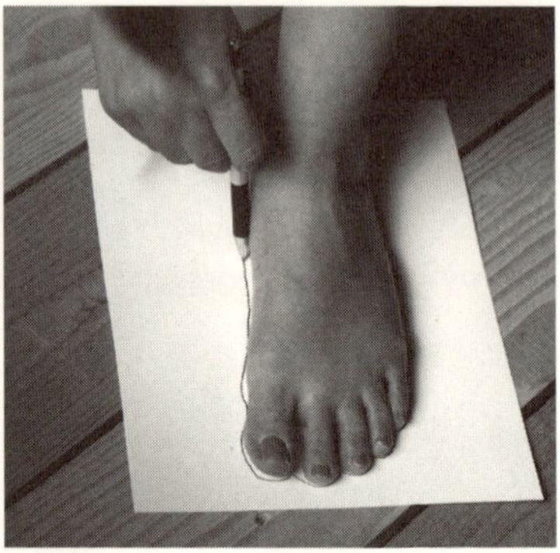

2

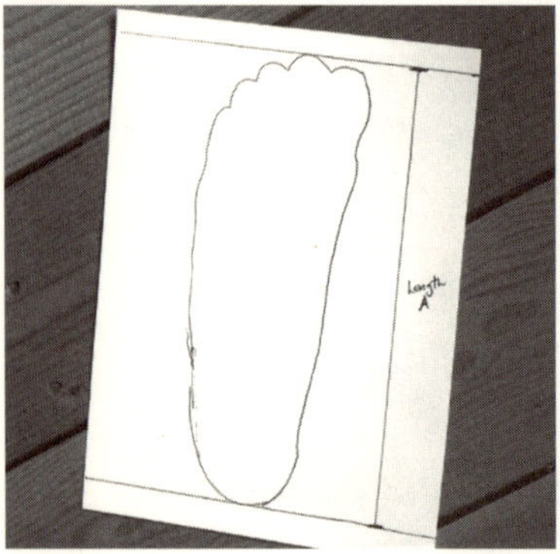

3

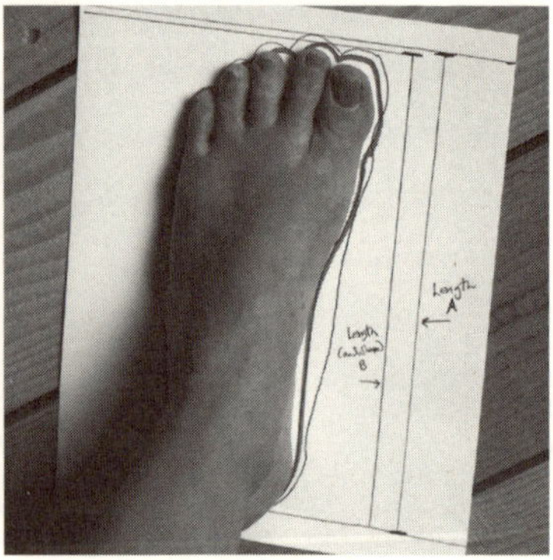

5

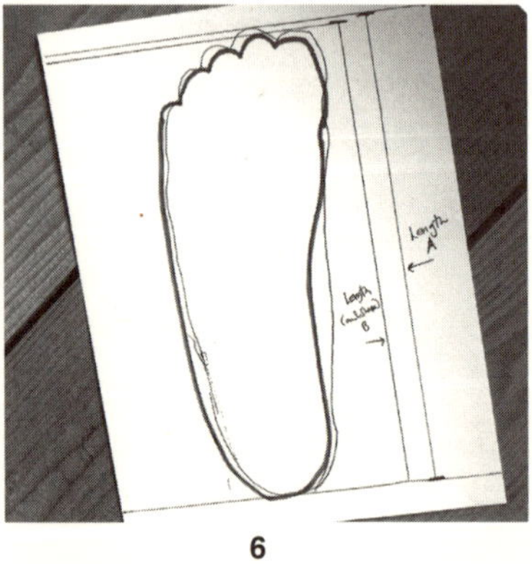

6

Untersuche auch den anderen Fuß und achte auf die Unterschiede. Bei mir ist beispielsweise meine »knifflige« linke Hüfte chronisch weiter einwärtsgedreht als die rechte, solange ich nichts dagegen tue. Infolgedessen habe ich links einen längeren, breiteren Fuß – einen stärkeren Schmierfuß.

IST BARFUSSGEHEN »NATÜRLICH«?

Apropos Form: Wirf mal einen Blick auf das, was unter deinen Füßen ist. Ich wette, dass über 90 Prozent aller Leserinnen und Leser jetzt flachen, ebenen Boden sehen. Wenn du zusammenzählst, was du in deinem Leben bisher an Untergründen unter den Füßen hattest, wird das allermeiste flach und eben sein. Daraus folgt, dass die körperlichen Bauteile, die auf flachem, ebenem Grund nicht benötigt werden – bestimmte Gelenkbewegungen und die dazu nötige Muskelmasse –, verloren gegangen sind. (PS: Flacher, ebener Boden kommt in natürlicher Umgebung fast nie vor. Durch den eingeschränkten, monotonen Gebrauch haben unsere Füße also nicht nur eine besondere Form erlangt, sondern auch eine *artfremde.*)

Ich hoffe, dass du inzwischen verstanden hast, warum die schulmedizinische Meinung zu Minimalschuhwerk (»Verletzungsgefahr!«) zwar nicht völlig unbegründet, aber auch nicht ganz zutreffend ist. Und dass die radikalen Barfußbefürworter (»Es ist natürlich!«) etwas Wichtiges übersehen: Unsere Füße sind nicht mehr »natürlich«, und das, worauf wir gehen, ist es auch nicht.

> Hallux valgus liegt bei mir in der Familie. Alle tragen Einlagen. So war auch ich im Alter von 20 stolzer Besitzer meiner eigenen Orthesen und hatte schlimme Rückenschmerzen. Mit 30 wurde mir klar, dass es so nicht weitergeht. Ich ließ die Einlagen weg, ging mehr barfuß und machte Dehnübungen. Mit 35 machte ich viel Yoga und trug nur die weichsten Schuhe, die ich finden konnte, mit 44 fand ich dich, Katy, im Internet und wusste: »Ich bin auf dem richtigen Weg.« Jetzt, mit 48, habe ich mit deinem Kurs angefangen, lerne noch mehr, werde immer kräftiger und habe keinen Hallux mehr.
>
> *ALIX RODRIGUES*

ARZTBRIEF

»Als Podiaterin arbeite ich mit meinen Patienten daran, ihre Fußschmerzen zu beheben oder zu lindern. Bei jedem Termin erkläre ich ihnen ausführlich, wie ihre Fußstellung – und damit der Druck auf ihre »Problemstellen« – direkt von der Stellung ihrer Oberschenkelknochen abhängt.

Chronische Einwärtsdrehung in der Hüfte erzeugt Überpronation. Indem man sich über die Neutralstellung der Kniekehlen informiert und an der Verringerung der Einwärtsdrehung arbeitet, kann man die Fehlstellung der Füße stark korrigieren. Das Einzige, was ich tun kann, ist Einlagen zu verschreiben, die das Fußgewölbe stützen und die Überpronation hemmen können, sodass die Belastung verändert wird. Aber das ändert wenig am Problem der geschwächten Hüft- und Fußmuskulatur. Ich sage meinen Patienten, dass auch sie einen Teil der Arbeit übernehmen müssen (in Form von Übungen und Verhaltensänderungen), um langfristig Besserung zu erlangen.

THERESA PERALES, DOCTOR OF PODIATRIC MEDICINE

Einmal besuchte ich einen Vortrag über die Barfußbewegung, der mich mit wunderbaren Einblicken in die Anatomie des Fußes, Kraftdiagrammen und Erklärungen der Funktionsabläufe im Fuß beeindruckte. Ich war begeistert. Und ich konnte dem Schluss, dass Barfußgehen für das ganzkörperliche Wohlbefinden unerlässlich ist, nur zustimmen. Aber obwohl der Vortrag im Hinblick auf die innere Fußphysik ins Schwarze traf, fehlten bei den besprochenen Krafteffekten sämtliche von außen auf den Fuß einwirkenden Kräfte. Dieser Vortrag darüber, »wie der Fuß funktioniert«, ließ völlig außer Acht, dass der Fuß auf sich allein gestellt funktioniert. Wer seine Empfehlungen mit biomechanischen Argumenten unterfüttern will, sollte die *komplette* Mechanik berücksichtigen – und die Kräfte miteinbeziehen, die bei jedem Schritt auftreten.

> Nach drei Schwangerschaften auf ohnehin schon platten Füßen zeigten meine Zehen in unterschiedliche Richtungen. 18 Monate in Minimalschuhen haben dafür gesorgt, dass meine Füße wieder Kraft, Wölbung und schön auf Lücke stehende, gerade Zehen haben (und warm sind).
>
> *ABBY MILLER*

WAS IST DENN NATÜRLICH?

Stell dir die Wurzeln, Felsen, Moospolster und Unebenheiten eines Waldbodens vor. Um (minimalbeschuht oder barfuß) auf diesem Untergrund zu gehen, sind buchstäblich unzählige Gelenkwinkel und Fußstellungen nötig, die sich aus der Anpassung an die jeweilige Bodenbeschaffenheit ergeben. Je mehr Steigung und Gefälle der Gehweg bietet, desto variantenreicher werden Fuß-, Knie- und Hüftgelenke eingesetzt, desto unterschiedlicher wird das Becken positioniert, desto vielfältiger ist der Muskeleinsatz im ganzen Körper. Je mehr natürlicher Kleinkram – Zweige, Blätter, Pilze, Steine – herumliegt, desto mehr wird die gesamte Muskulatur gefordert. Und desto mehr körperliche »Bauteile« bleiben erhalten.

Stell dir nun die Bürgersteige, Straßen, Innenflächen und Wanderwege vor, auf denen deine Füße ihr bisheriges Leben verbracht haben. Siehst du den Unterschied? Selbst wenn du in deinem Leben schon viel gegangen und gewandert bist, hast du es höchstwahrscheinlich größtenteils auf unnatürlich flachen und ebenen Untergründen getan. Und auch wenn die Härte von Asphalt oder Beton der eines ausgetretenen Trampelpfades ähnelt, übertrifft sie doch die biologischen Kräfte, die beim Bodenkontakt in der Natur auftreten. Die gesteigerte Stoßwirkung wird noch durch eine schlechte Geh- oder Lauftechnik verschlimmert und erhöht das Risiko von Verletzungen, etwa von Knochenbrüchen.

Dass ich nicht rund um die Uhr barfuß gehe, liegt unter anderem daran, dass ich es nicht immer in der Natur tun kann. Schuhe sind in gewisser Hinsicht dazu da, die unnatürlichen, zwischen dem Körper und dem von Menschen gemachtem Untergrund durch

Härte und Flachheit entstehenden Kräfte abzupuffern, die sonst zu Verschleißschäden führen würden.

Der Körper ist zäh und wird mit der Stoßbelastung durch harte Böden fertig, aber deren monotone Wiederholung kann zu Verletzungen führen, da jeder einzelne Schritt eine unnatürlich hohe Last mit sich bringt. Kann man nicht einfach die Knie gebeugt halten, um die Belastung der Füße abzufedern? Gewiss kann man das. Dazu sind die Knie da. Aber so kompensiert man die unnatürliche Belastung der Füße durch eine unnatürliche Belastung der Knie.

Inzwischen weißt du, dass es nicht nur um die Füße geht. Die Schwäche der Hüften, die (teilweise) durch die monotone Flachheit künstlicher Böden (z. B. durch das Fehlen von Steigung und Gefälle) und durch allgemein mangelndes Gehen verursacht wird, hat dazu geführt, dass die Beine vollständig von ihren natürlichen Achsen abweichen. Das heißt, dass die Fußknochen, Fußsohlen, Sprunggelenke, Knie und Hüften so ausgerichtet sind, dass bei jedem Schritt ziemlich windschiefe Lasten auftreten.

Schuhe also einfach wegschmeißen? Ohne Änderung des Fußbeschwerden erzeugenden Verhaltens (an Schuhe gewohnte Füße, viel Sitzen, wenig Gehen, Gehen auf unnatürlichem Grund) halte ich das für keinen guten Plan.

Da wir unser Leben lang auf künstlichen Oberflächen gehen, hat sich unsere erstaunliche, starke, vielseitige Muskulatur angepasst und sich im Gehen hervorragend auf eine einzige Art von Untergrund spezialisiert. Klingt doch gut, oder? Anpassung ist doch etwas Gutes! Tatsächlich ist Anpassung weder gut noch schlecht; Anpassung ist einfach Anpassung. Wir hegen die Vorstellung, der Körper könne sich endlos an alles anpassen, was wir unternehmen, aber das stimmt nicht. Wir können uns zeitweilig anpassen, zahlen aber immer einen biologischen Preis. Und in vielen Fällen ist dieser Preis so weit entfernt von dem, was wir ursprünglich dafür bekommen, dass wir zwischen dem einen und dem anderen keine Beziehung herstellen und die problematische Belastung immer weiter hinnehmen.

DEINE MISSION: FÜSSE MOBILISIEREN DURCH ÜBUNG UND EINSATZ

Viele Therapieeinrichtungen bieten Gelenkstabilisierungsübungen an, um die Sprunggelenke für die Konfrontation mit Hindernissen, sandigen und steinigen Untergründen und durchwurzelten Waldböden zu kräftigen. Aber diese Übungen werden meist nur an wenigen Minuten während des Tages praktiziert – in der restlichen Zeit konsumiert der Patient das immergleiche mechanische Umfeld, flachen und ebenen Boden, und trägt dabei Schuhe, die Teile des Fußes an der Mitarbeit hindern. Ausgleichsübungen können den ganzkörperlichen Bedarf an »Belastungsnahrung« allein nicht decken; dazu ist unwegsames Gelände vonnöten. Zwar macht das Gehen auf ebenem Grund den einen oder anderen fit, aber nicht alle werden davon gesünder. So wie du deine Ernährung mit Vitamin B12 ergänzt, musst du dein Gehpensum mit richtigem Geländegang ergänzen. Du musst endlich gehen – und zwar auf echtem Boden in möglichst vielen verschiedenen Beschaffenheiten.

Der Löwenanteil des Übergangs zu Minimalschuhwerk besteht aus der mühevollen Entwöhnung unserer Füße (und des restlichen Körpers) von den künstlichen Umgebungen, denen sie bisher ausgesetzt waren. Kräftige, stadterfahrene Füße eignen sich nicht unbedingt für Geländewanderungen, und um von all den Senken und Kuppen, Huckeln und Hubbeln der Natur zu profitieren, müssen die Füße so geschmeidig sein, dass sie die entsprechenden

Bewegungen mitmachen. Mobilisierungsübungen mögen eher passiv erscheinen, aber sie können sehr knifflig sein, weil unsere Füße so lange Zeit eingesperrt waren und es schmerzhaft sein kann, sie wieder in Bewegung zu bringen. Ich sorge dafür, dass die Neubelastung stückweise erfolgt, damit deine Füße nach und nach mehr gefordert werden und der Genesungsprozess glattgeht.

Inzwischen wirst du begriffen haben, dass die Gesundheit deiner Füße nicht nur von den Füßen selbst abhängt. Deine Füße sind von allem, was dein Körper tut, betroffen (und umgekehrt), und dazu gehört auch das, was du ihnen anziehst. Ein Ganzkörperproblem verlangt nach einer Ganzkörperlösung. Die gute Nachricht: Du brauchst nur zu Teil 2 weiterzublättern, und schon hast du deinen neuen Aktionsplan vor dir. Viel Spaß damit!

MINIMALSCHUHWERK

Wenn du zu Barfuß- oder Minimalschuhen übergehen möchtest, solltest du den bisher unterforderten Muskeln Zeit zum Erstarken geben. Praktiziere vor dem Schuhwechsel Fußübungen und fahre mit dem Üben fort, während du den ganzen Körper in weniger stützendem, dämpfendem Schuhwerk trainierst.

Erst wenn du das Gehen ohne Schuhe beherrschst, solltest du ohne Schuhe laufen. Beim Laufen wirken größere Kräfte auf die Gelenke des Fußes ein, daher ist Gehen die natürliche Vorstufe zum Laufen, in der die dafür nötige Kraft aufgebaut wird. Bevor du acht oder zwölf Kilometer in Minimalschuhen läufst, solltest du in denselben Schuhen bereits acht oder zwölf Kilometer zügig und an einem Stück gegangen sein.

Wenn du zum Laufen bereit bist, solltest du mit kurzen Distanzen – auf Erde oder Gras – beginnen und dann erst zu längeren Strecken übergehen.

Such dir fachmännischen Rat zur Lauftechnik. Herkömmliche Laufschuhe bieten übermäßige Dämpfung gegen hohe Gelenkbelastung. Je besser die Stellung deiner Füße (und des ganzen Körpers), desto geringer das Überlastungsrisiko.

> Die Trennung von meinen Absatzschuhen fiel mir schwer, bis ich die Wirkungen spürte. Ich hatte derartige Schmerzen im unteren Rücken und im Becken, dass ich drei Jahre lang praktisch behindert war. Nach viel Krankengymnastik und chiropraktischer Behandlung teilte mir mein Neurologe mit, ich werde den Rest meines Lebens mit chronischem Rückenschmerz zu kämpfen haben, da ich mit meinen 27 Jahren den Rücken einer 60-Jährigen hätte. In meinen Augen trug ich keine besonders hohen Absätze oder problematischen Schuhe, aber dann wurde mir durch Katy klar, dass ich mit meinem Schuhwerk für fortdauernde Schmerzen sorgte. Die Folgen des Wechsels waren so überzeugend und (relativ) prompt, dass ich nach einem Jahr hundertprozentig bekehrt war und jedes geliebte Paar meiner »hübschen« Schuhe verschenkte. In den drei Jahren, die seitdem vergangen sind, ist der Hallux valgus am schlimmen Fuß um die Hälfte zurückgegangen und am guten Fuß fast ganz verschwunden. Den Frauen in meiner Familie, die allesamt »genetisch veranlagte« Ballenzehen und eine Vorliebe für hübsches Schuhwerk haben, ist das aufgefallen. Meine Mutter hat dieses Jahr mit der Umgewöhnung begonnen und ihren Bandscheiben geht es schon viel besser.
>
> *MARCEE MONROE LUDLOW*

TEIL 2 BEWEGEN

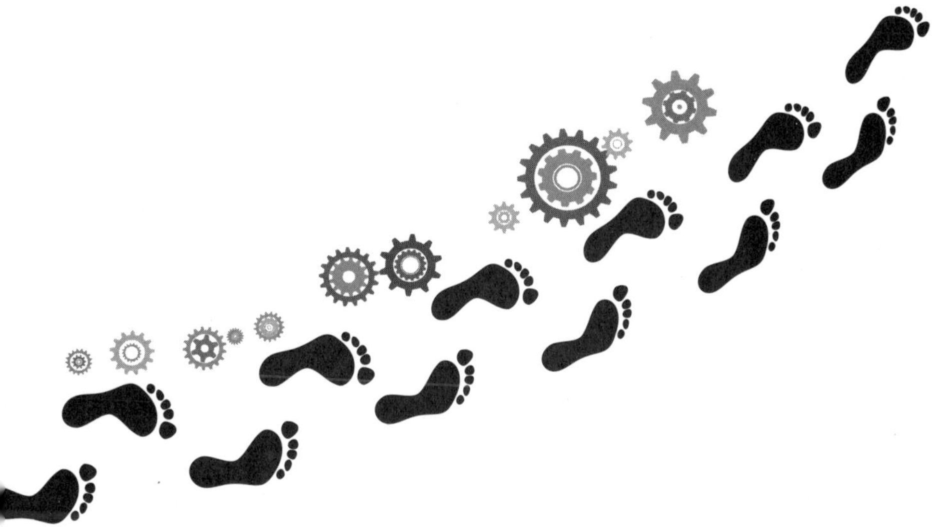

HALTUNG KORRIGIEREN

Wenn ich dich frage: »Wie viel wiegst du?«, dann steigst du auf die Waage und sagst mir, was angezeigt wird. Aber diese Zahl besagt nur, was du insgesamt wiegst, wenn du auf der Waage stehst. Hättest du in jedem Knie eine winzige Waage, würde jede etwas anderes anzeigen, je nachdem, wie viel Gewicht du auf beide Füße verteilst. Wie du dich hinstellst, entscheidet über die Belastung deines Körpers.

Die Art, wie du gegenwärtig stehst, wurzelt in deiner Bewegungsbiografie, und dazu gehört das Schuhwerk, das du bisher getragen hast. Wenn du nun die Schuhe ausziehst, bedeutet das nicht, dass du automatisch anders stehst. Na gut, du stehst dann sofort anders, aber womöglich nicht anders genug – besonders wenn Schmerzen des Bewegungsapparates im Spiel sind.

Im Folgenden gebe ich dir allgemeine Richtlinien zur Ausbalancierung des Gewichts zwischen beiden Beinen, zur Ausrichtung der Füße in Bezug auf Knie und Hüften und zur Bewegung deines Körpergewichts relativ zum Boden – in einer Weise, die mehr Körperregionen am Stehen und Gehen teilnehmen lässt. Auf lange Sicht kann eine erneuerte Haltung den Körper stabilisieren und so die Gesundheit verbessern.

Weil du deinen Körper wahrscheinlich nicht nur zum »Übungen machen« benutzt und weil dein Körper sich in jeder Sekunde an Außenreize anpasst, kann eine Korrektur deiner Haltungsgewohnheiten eine noch größere Wirkung haben als Sport oder Ausgleichsübungen. Wenn du deine Haltung änderst, bewirkst du im Wesentlichen das Gleiche wie wenn du eine Übung machst – du erzeugst eine neue Belastung, damit der Körper sich daran anpasst.

Am besten trägst du dir die Übungen in den Kalender ein und behältst dir die Haltungsänderungen ständig im Bewusstsein, damit du den ganzen Tag lang Korrekturen vornimmst.

Wenn du herumstehst – und jeder steht ziemlich oft herum –, solltest du diese Liste mit Korrekturen immer wieder durchgehen, um die Lasten neu zu verteilen.

FÜSSE GERADEAUS

Auch wenn unser bewegungsmäßiger Hintergrund ganz unterschiedlich ist, haben gemeinsame kulturelle Muster (ebener Boden, Schuhe, tägliches langes Sitzen ab dem Alter von fünf oder sechs Jahren) offenbar ähnliche Anpassungen hervorgebracht: Die meisten von uns stehen, gehen und laufen mit mehr oder weniger nach außen zeigenden Füßen.

Da die Fußstellung die Basis für die Ausrichtung der Gelenkachsen und Muskeln von den Zehen bis zur Hüfte ist, müssen zunächst die Füße auf Linie gebracht werden.

Dazu stellt man sich mit strikt geradeaus zeigenden Füßen hin, indem man links und rechts die zwei abgebildeten Punkte (Knöchel und Außenseite des Ballens) in Parallelstellung bringt.

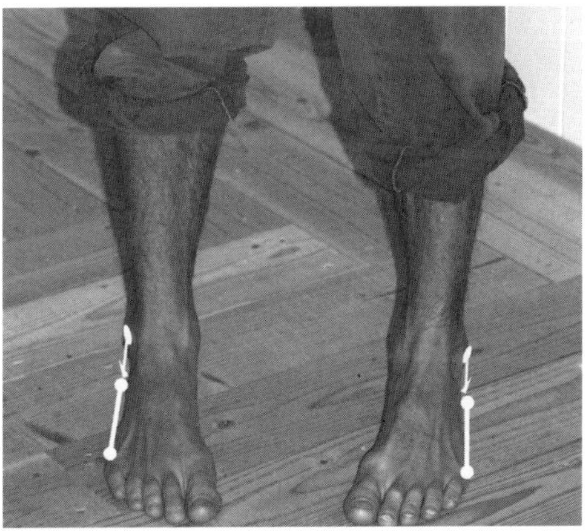

> Vor drei Jahren wurden mir zur Behandlung meiner Hammerzehe Einlagen verschrieben. Drei Monate lang machten sie mir Schwierigkeiten, und ich dachte die ganze Zeit: Das kann nicht natürlich sein, da muss es eine bessere Möglichkeit geben. Dann kam Katy. Meine Schwester hatte ihren Blog entdeckt. Ich fand alles total einleuchtend. Jetzt, mehr als zwei Jahre danach, habe ich keine Fußschmerzen mehr, und meine Hammerzehe ist wieder ziemlich beweglich. Katys Einsichten haben einen sehr positiven Einfluss auf mich und meine Familie.
>
> *CHRISTINE PILGER*

Nein, man muss nicht von Anfang an den Körper komplett auf Linie zwingen; das Gewebe muss sich vielerorts noch an die neue Stellung anpassen. Allerdings sollte man möglichst bei jeder Übung auf diese Grundstellung achten. Und beim Gehen kann man den Winkel so weit korrigieren, wie es eben passt.

Ich muss an dieser Stelle hinzufügen, dass es eigentlich viel komplizierter ist, die Füße parallel zu halten, als ich es hier darstelle, aber ich will dir ungefähr zeigen, wo wir hinwollen. Einen nuancierteren und komplexeren Blick auf die richtige Fußstellung findest du unter der Überschrift »Entenfüße« auf Seite 102.

FÜSSE HÜFTBREIT AUSEINANDER

Wie ich zu Beginn von Teil 2 bereits ausführte, hängt die Gewichtsbelastung der Gelenke (Gewicht ist hier nicht ganz der korrekte Begriff, aber ich benutze ihn, weil er am verständlichsten ist, einverstanden?) davon ab, wie die Knochen und Muskeln ausgerichtet sind. Bei vielen von uns stapeln sich die Lasten entlang der Fuß-Knie-Hüfte-Linie so auf, dass die mediale Seite (Innenseite) des Knies stärker unter Druck gerät als normal, was das Risiko von Kreuzband- und Meniskusrissen erhöht.

Um die mediale Belastung beim Stehen oder Gehen zu mindern, hilft Folgendes:

Vor dem Spiegel stehend bringt man die Mitte zwischen den Fußknöcheln in eine senkrechte Linie mit den Knochenvorsprüngen an der Vorderseite des Beckens.

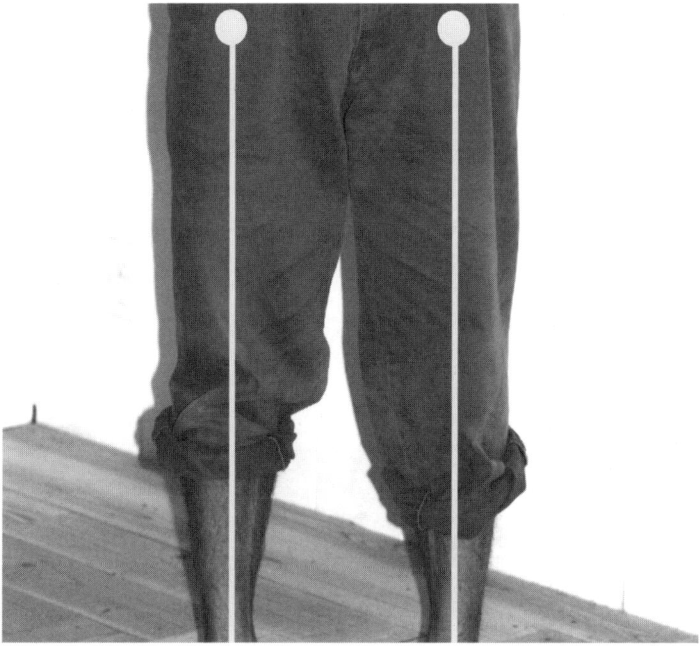

So wird das Körpergewicht besser auf jedes der beiden Knie verteilt. Im Stehen ist diese Stellung leichter einzunehmen als im Gehen, aber es hilft schon, die Schritte etwas weiter auseinanderzusetzen. Wer beispielsweise die Füße sehr eng setzt – wie beim Seiltanz –, kann sie ein bisschen öffnen und der hüftbreiten Stellung etwas näher bringen.

Eine weitere Möglichkeit zur Prüfung der »Spurweite« ergibt sich beim Treppensteigen. Nachdem du einen Fuß auf die nächste Stufe gesetzt hast, knickt das Knie dann nach innen ein, sobald du das Gewicht verlagerst?

Alle diese Bewegungsmuster – enge Schritte, Einwärtsknicken des Knies und zu breite oder zu schmale Fußstellung im Stand – verzerren die Kniebelastung. Und je breiter das Becken, desto stärker der mediale Druck auf das Knie bei schmalem Fußabstand. Darin liegt wohl der Grund dafür, dass Frauen mehr Beschwerden mit dem vorderen Kreuzband und mit Kniearthrose haben.

BECKEN NACH HINTEN

Wer seitlich vor dem Spiegel steht und ein Lot von der Mitte des Hüftgelenks hängen lässt, sieht das Ende wahrscheinlich über dem Vorderfuß baumeln.

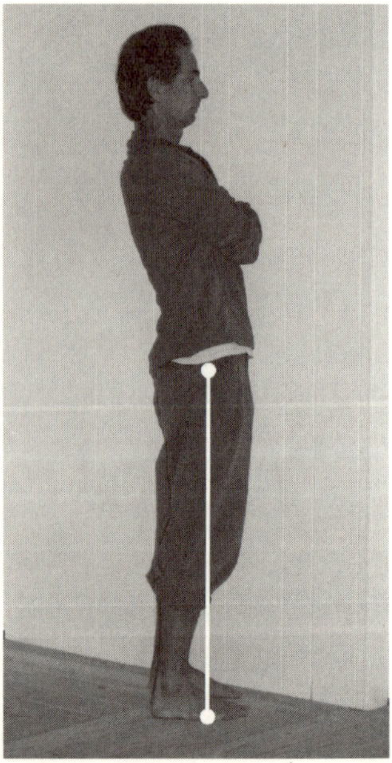

Die Lasten, die bei dieser Körperhaltung entstehen, sind in vielerlei Hinsicht problematisch, aber abgesehen von erhöhter Psoasspannung, Quetschung der Lendenwirbelsäule und reduzierter Tragfähigkeit der Hüftgelenke stellt sie auch für die Füße ein großes Problem dar.

Wenn du merkst, dass du tendenziell mit vorgeschobenem Becken stehst – eine völlig normale Anpassung an lebenslanges Tragen von Absätzen –, dann lastet dein Körpergewicht größtenteils auf den kleinen Knochen im Fuß und wird nicht auf größere, stärkere Knochen in Unterschenkel, Sprunggelenk und Ferse verteilt. Mit vorgeschobenem Becken ist es auch schwieriger, die Oberschenkel auswärtszudrehen (die nächste Station unserer Haltungskorrektur), weil der Quadrizeps angespannt sein muss, damit der Körper nicht nach vorne kippt.

Um diese Beckenfehlstellung zu korrigieren, schiebt man die Hüften nach hinten, sodass sie direkt oberhalb der Knie und Knöchel sind – die Lotschnur geht nun mittig am Knie und am Knöchel vorbei.

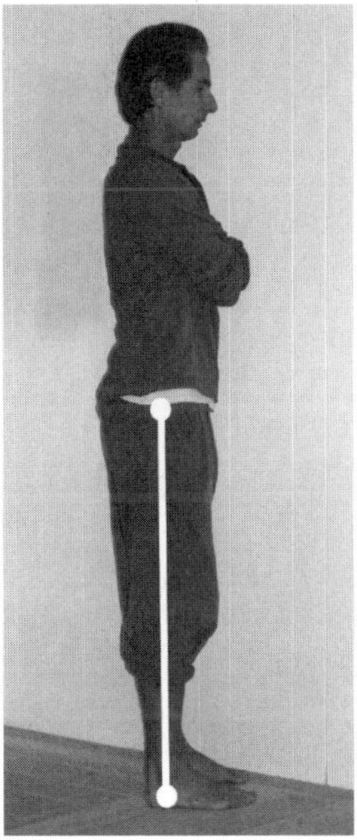

> Mein Mann trägt gerne minimale Laufschuhe. Er ist jetzt seit 18 Jahren Berufssoldat und trägt nur diese Art von Schuhen wirklich gerne. Im Durchschnitt läuft er darin täglich 16 Kilometer.
>
> *VALERIE RHYMER*

> Ich bin seit über 30 Jahren Ballettlehrer. Aufgrund meiner beruflichen Beanspruchung und der extrem monotonen Bewegungsmuster traten bei mir Schmerzen in den Füßen auf, genauer gesagt im Großzehengelenk. Seit einem Jahr mache ich jetzt Barfußübungen und erlebe dies als sehr hilfreich: Inzwischen ist der Schmerz weg und die volle Beweglichkeit wiederhergestellt. Meine Frau und ich gehen zweimal am Tag mit dem Hund raus, dabei laufen wir barfuß und achten beide auf abwechslungsreichen Untergrund. Die Leute im Hundepark halten uns für verrückt!
>
> *STELIO CALAGIAS*

Jetzt trägt das große Fersenbein das Körpergewicht, sodass der Vorderfuß (mit all seinen Nerven, Neuromen oder hypermobilen Zehengelenken) entlastet wird. Dadurch erhalten die Füße die Bewegungsfreiheit, die sie zur Entfaltung ihrer Geschicklichkeit brauchen, dadurch entspannen sich die Quadrizepsmuskeln und geben den Oberschenkelknochen mehr Spielraum.

OBERSCHENKEL NEUTRAL

Du erinnerst dich sicher an die Problematik der Schmierfüßigkeit, die größtenteils durch chronisch einwärtsgedrehte Oberschenkelknochen verursacht wird. Nun, jetzt geht's ans Entschmieren. Dreht man die Oberschenkelknochen – bei parallel nach vorne zeigenden, hüftbreit auseinanderstehenden Füßen und nach hinten verlagertem Becken – so, dass die Kniekehlen schnurgerade nach hinten zeigen, wird die Schmierfüßigkeit im Stand behoben. (Außerdem entsteht sofort ein Fußgewölbe, selbst bei sonst plattfüßigen Menschen – was ich erstaunlich finde).

Zur Ausrichtung der Kniekehlen ist in der Regel eine Auswärtsdrehung nötig (wobei die Kniescheiben voneinander wegbewegt werden). Mit dem Rücken zum Spiegel (oder zu einem Vertrauten) dreht man die Oberschenkel voneinander weg, bis die vier senkrechten Linien an der Knierückseite sich so präsentieren wie auf dem Bild zu sehen:

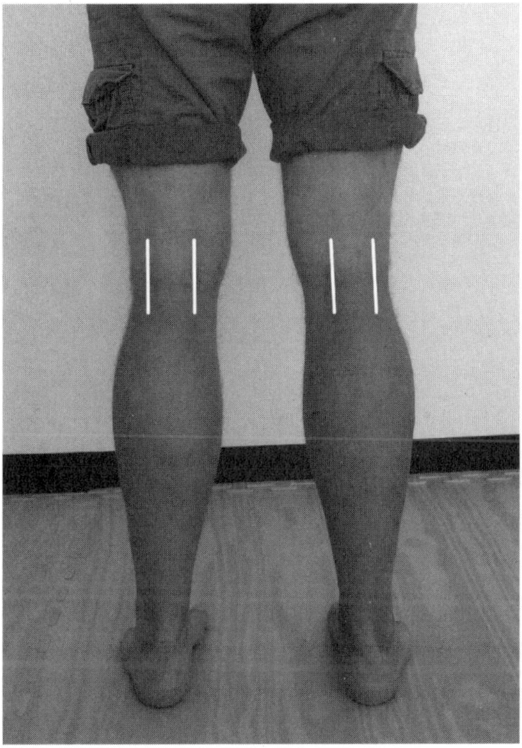

Dabei ist zu beachten, dass das Ausmaß der nötigen Oberschenkeldrehung davon abhängt, wie sehr die Beine vorher verdreht waren, und dass es wahrscheinlich links und rechts verschieden ist. Wichtig ist auch, dass man bei der Neuausrichtung der Oberschenkel den

Innenrist des Fußes NICHT am Boden lassen muss. Dadurch würde im Knie eine hohe Drehbelastung entstehen. Also die Innenseiten der Füße ruhig vom Boden abheben lassen! Irgendwann werden sie bei »neutraler« Kniestellung am Boden bleiben können, aber dazu braucht es noch einige Mobilisierungsübungen für die intrinsische Fußmuskulatur, zu denen wir gleich kommen.

Gewohnheiten sind immer schwer zu ändern, sowohl körperliche als auch mentale. Was die mentalen Hürden angeht, solltest du dir die Ausrichtungspunkte im Alltag immer wieder vergegenwärtigen.

Körperliche Einschränkungen gehst du mit den nun folgenden Ausgleichsübungen an, die dazu gedacht sind, üblicherweise unausgelastete Körperteile zu mobilisieren und brachliegende Muskelbeweglichkeit wiederherzustellen, damit du dich besser bewegen kannst. Du wirst merken, dass die Übungen und die dauernden bewussten Haltungskorrekturen einander in ihrer Wirkung verstärken. Das heißt, dass es mit der Zeit leichter wird, gegebenenfalls »Haltung anzunehmen«, und dass diese regelmäßigen Korrekturen die Übungen mehr und mehr überflüssig machen. Der Körper wird allein dadurch beweglich, wie du ihn im täglichen Leben gebrauchst.

DIE INTRINSISCHE FUSSMUSKULATUR DEHNEN

Die intrinsische Fußmuskulatur umfasst alle Muskeln, die innerhalb des Fußes beginnen und enden, und in diesem Abschnitt geht es um das gesamte muskuloskeletale System – Knochen, Sehnen, Bänder und Bindegewebe –, das im Fuß anzutreffen ist, also den

Bewegungsapparat. Da dein Fuß den Großteil deines Lebens in einen Schuh eingepackt war, bist du wahrscheinlich kaum je auf Oberflächen getreten, die die winzigen Fußknochen auf natürliche Weise umherschieben konnten – was schade ist, denn diese passive Verformung löst Reaktionen und Anpassungen in den derart bewegten Muskeln aus.

Die biegsame, dünne Sohle von Minimalschuhen wird nun eine Menge dieser Bewegungen durchlassen, aber deine Füße waren ja jahrelang praktisch eingegipst. So wie es nicht empfehlenswert wäre, sich den Gips vom Arm zu reißen und hundert Liegestütze zu machen, kann ich nicht dazu raten, schlecht vorbereitete Füße auf die Natur loszulassen.

Mangelnder Muskeleinsatz bringt geringere Durchblutung (sprich: Nährstoffversorgung) sämtlicher Gewebe des Fußes mit sich – auch der Knochen. Wissenschaftliche Untersuchungen des Barfußlaufens sind auf eine Zunahme an Knochenmarksödemen gestoßen – einer Vorstufe von Knochenbrüchen. Wie kommt es dazu? Keine Ahnung. Lauftechnik, Erschütterungsgrad, Bodenhärte, Trainingsvolumen und Gesundheitszustand des Fußgewebes sind allesamt Faktoren in der Gleichung, aus der sich die individuelle Fußverletzung ergibt. Was ich sicher weiß, ist, dass die meisten Leute, die ich kenne, jahrzehntelang ihr Fußinneres *nicht* belastet haben und dass die meisten Leute, die mit Fußverletzungen zu mir kommen, Schwierigkeiten mit der Feinmotorik haben, die der Fuß von Natur aus haben sollte. Also fangen wir doch damit an.

PASSIVE ZEHENSPREIZUNG

Beim Auseinanderspreizen der Zehen – auch Abduktion genannt – werden Knochen, Muskeln und Bindegewebe des Fußes mobilisiert, was Muskelkraft, Durchblutung und Nervengesundheit im Fußinneren verbessert. Die Spreizung wird dir irgendwann mittels der inneren Fußmuskulatur gelingen, aber vorerst wirst du dazu die Muskeln der Hände benutzen.

Zunächst legt man im Sitzen die Fessel des einen Beins quer über das Knie des anderen. Dann zieht man mit den Fingern die Zehen sanft auseinander, sodass sie voneinander weggespreizt werden. Im Idealfall hält man die Zehen eine Minute lang gespreizt, aber man kann durchaus mit kleineren Spreiz- und Zeitabständen beginnen – etwa 15 Sekunden – und dann weiter und länger spreizen, sobald es sich danach anfühlt.

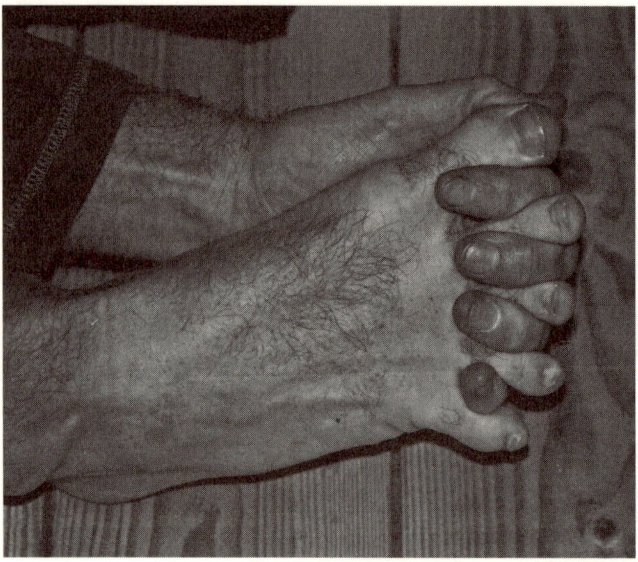

Am Ende kann man Finger und Zehen ineinander verschränken – so wie man es mit den Händen macht, nur jetzt mit Hand und Fuß. Ich mache das gerne ganz entspannt beim Lesen oder Filmgucken. Als Zugabe bekommst du noch etwas Hüftdehnung, nach dem Motto: WIESO SIND EIGENTLICH MEINE FÜSSE SO WEIT WEG?

Wer meine anderen Bücher oder meinen Blog gelesen hat, weiß, dass ich viel von Zeitmanagement halte und mein Bewegungspensum gerne nebenbei erledige. Womöglich hast du täglich vier Stunden Zeit, um die Zehen zu spreizen (was viel klingt, aber dass deine Zehen 30 Jahre lang zehn Stunden am Tag von Schuhen zusammengepresst wurden, scheint dich nicht zu stören?), aber wahrscheinlich eher nicht. Einfache Lösung: Besorg dir orthopädische Produkte wie Zehensocken oder Zehentrenner. Dadurch werden passive Spreizübungen noch passiver – man braucht noch nicht mal die Hände dazu. Richtig gehört. Fußgesundheit gelingt auch freihändig.

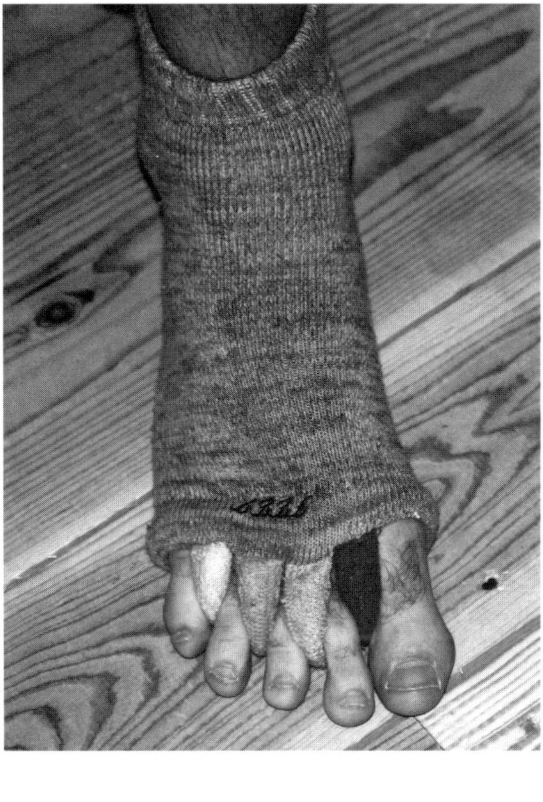

Zieh dir zum Schlafen oder Fernsehen die Zehensocken oder -trenner an, dann behebst du deine Fußprobleme ganz nebenbei oder sogar im Schlaf. (Ich selbst bin nach drei Stunden aufgewacht, als ich zum ersten Mal mit Zehentrennersocken geschlafen habe. Meine Füße schmerzten wie verrückt – sie hatten fürs Erste genug trainiert. Hör auf deinen Körper!)

FUSSKNOCHENMOBILISATION AUF DEM BALL

Du hast also die Oberschenkel in Neutralstellung gebracht, aber die Fußballen sind meilenweit weg vom Boden? Wie kommt's? Im Normalfall haben die 33 Gelenke des Fußes ihre Beweglichkeit restlos eingebüßt – sie haben sich in Reaktion auf negativen Input verklebt (die bisherigen Untergründe und Schuhe haben ihnen keinerlei Beweglichkeit abverlangt), sodass alle »Fußbewegungen« jetzt aus dem Sprunggelenk kommen. Willst du durchgehend bewegliche Füße? Dann beginne damit, sie leicht und kontrolliert zu belasten, damit die Muskeln und Gelenke des Fußinneren mobilisiert werden.

Dazu stellt man den Fuß zunächst mit dem Fußgewölbe auf einen Tennisball oder einen vergleichbar großen und elastischen Ball. Langsam verlagert man das Gewicht auf den Ball und bewegt dabei den Fuß vor und zurück und hin und her, um einzelne Gelenke im Fuß unter Druck zu setzen.

Habe ich schon gesagt, dass sich in jedem Fuß 33 Gelenke befinden? Ich sag's einfach noch mal. Betrachte deine Fußsohle wie einen Zimmerboden, der zu staubsaugen ist. Wenn du mit Staubsaugen dran bist, saugst du ja auch nicht nur in den Ecken, oder? Oder nur einmal quer durch den Raum? Keine Frage, du saugst alles. Genauso gewissenhaft solltest du deinen Fuß massieren. Bewege den Ball in winzigen Schritten. Lass kein Gelenk im Fuß unstimuliert.

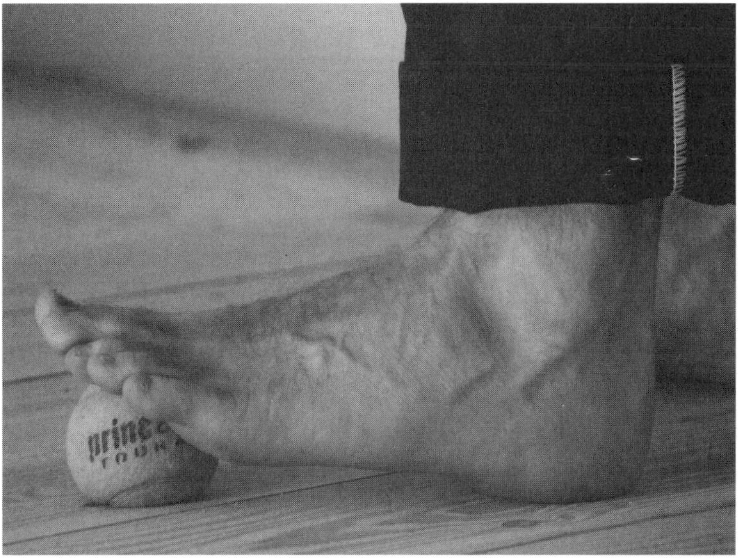

Bearbeite die Fußsohle mit dem Ball, indem du je nach Bedarf mehr oder weniger Druck ausübst. Bei Gelegenheit kannst du auch mit Bällen unterschiedlicher Größe und Festigkeit experimentieren. Jeder Ball mobilisiert die Gelenke auf eine andere Art.

DEHNUNG DES FUSSRÜCKENS

Diese Dehnübung eignet sich hervorragend dazu, die chronischen »Greif«-Verspannungen in den Zehen und vorne am Fußgelenk zu lindern. Schau dir noch mal die Flipflop-Grafik an, um zu verstehen, wie diese Übung den Verkrampfungen entgegenwirkt, die zum Festhalten losen Schuhwerks nötig sind. Besonders für chronische Flipflop-Trägerinnen und -Träger ist dies die Übung der Wahl.

Man hält sich dazu bei Bedarf irgendwo fest, stellt sich auf das rechte Bein, streckt den linken Fuß mit nach hinten gebogenen Zehen hinter sich und legt die Zehen auf dem Boden ab.

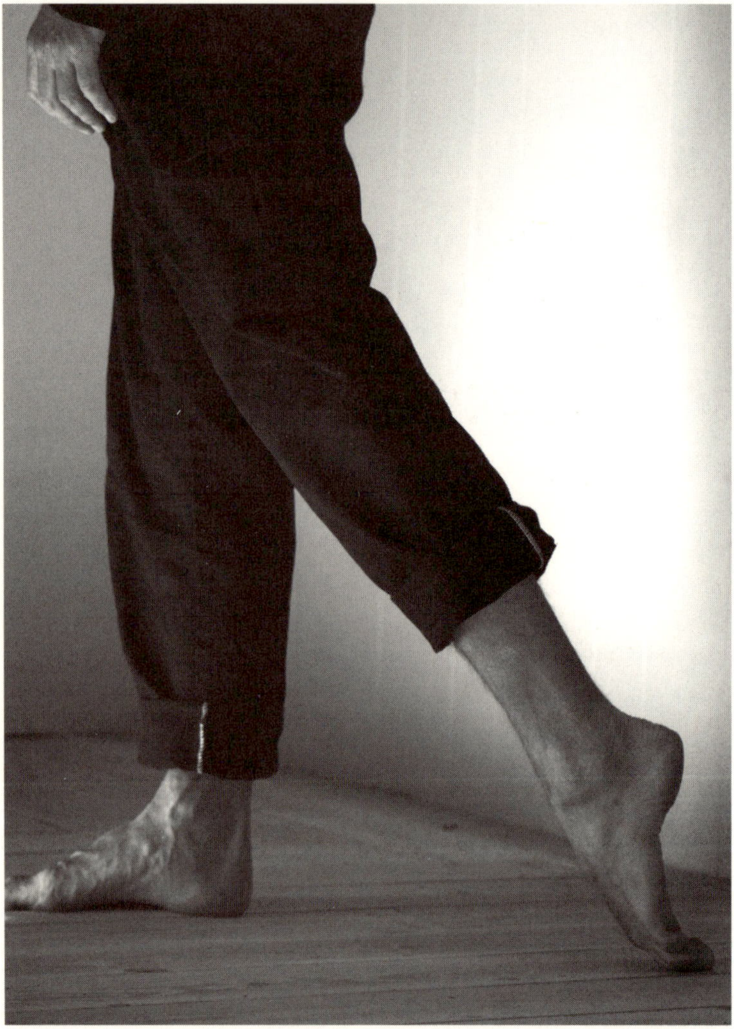

Dabei wird das Körpergewicht gerne nach vorne verlagert, um die Zehen zu entlasten. Wer sich weit nach vorne lehnt, sollte das linke Bein lieber nicht ganz so weit nach hinten strecken oder sich auf einen Stuhl setzen, um die Last zu mindern.

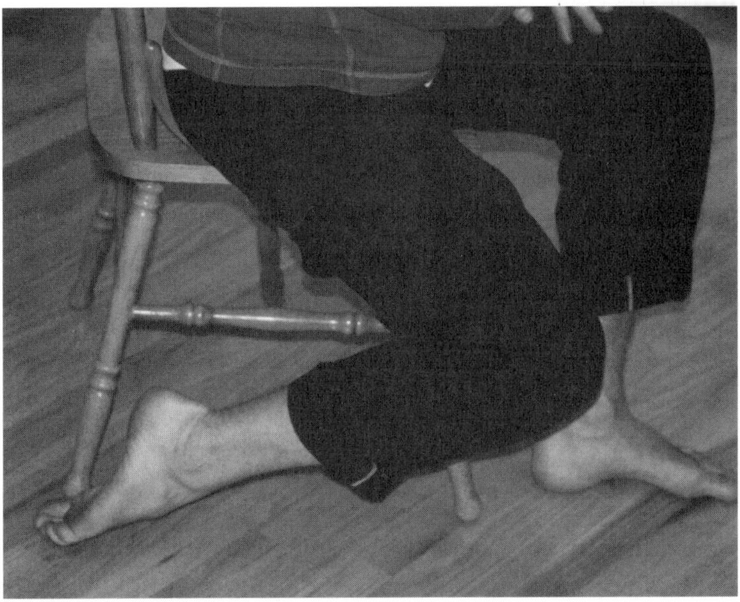

Sobald man sich an die Dehnung gewöhnt hat, kann man das Becken über das Standbein (nicht den zu dehnenden Fuß) und den Oberkörper über die Hüften bringen. Aus dieser Haltung heraus lässt sich die Dehnung abschwächen, indem man den linken Fuß weiter nach vorne zieht, näher zum rechten Fuß, oder verstärken, indem man ihn weiter nach hinten schiebt.

Ziel ist, diese Dehnung eine Minute lang zu halten, allerdings kommt es dabei sehr häufig zu Krämpfen. Wenn dir das passiert, dann unterbreche einfach die Dehnung, warte, bis der Krampf vorbeigeht, und versuche es erneut. Und dann natürlich Seitenwechsel.

Diese Dehnübung ist absolut transportabel – man kann sie machen, wo und wann immer man steht. Übe sie ein paarmal am Tag, bis deine Füße wieder die gewünschte Beweglichkeit haben und/oder keine Krämpfe mehr auftreten.

Die Fußrückendehnung wirkt nicht nur auf die intrinsische Fußmuskulatur ein, sondern auch auf die extrinsische, und damit hätten wir eine perfekte Überleitung zu …

DIE EXTRINSISCHE FUSSMUSKULATUR DEHNEN

Die extrinsischen Fußmuskeln haben einen Ansatz innerhalb und einen außerhalb des Fußes. Im Prinzip zählt also alles, was sich über das Sprunggelenk hinwegzieht und den Fuß relativ zum Bein bewegt, zum extrinsischen Fußgewebe. Die Dehnarbeit an diesen Muskeln macht spürbar, dass Schuhwerk wirklich Ganzkörperbeschwerden verursacht.

WADENDEHNUNG – GASTROCNEMIUS

Ich sage es immer wieder: Wenn ich eine einzige Dehnübung für jedermann verordnen sollte, wäre es diese. Dafür gibt es mehrere Gründe. Der erste ist, dass in unserer Kultur wegen der üblichen Absatzschuhe (die zur Plantarflexion zwingen) und wegen des Sitzens (Beugung der Knie) die Wadenmuskeln generell chronisch verkürzt sind. Wer sein Leben lang gesessen und Schuhe getragen hat, besitzt eine grundsätzlich mangelhafte Gewichtsverteilung. Zum zweiten sind die Wadenmuskeln in hohem Maße verantwortlich für die Aufrichtung und Bewegung des Körpers. Sie sind unerlässlich für ausdauerndes Stehen und kontrolliertes Gehen (was das Gegenteil von »Gehen ist Fallen« ist) und sollten daher in Topform sein. Und drittens (aber nicht letztens – ich könnte hier endlos weiter ausführen, lasse es aber ausnahmsweise) wirken sich Verspannungen in der unteren Extremität beim Gehen peitschenartig nach oben aus. Die obere Wirbelsäule und der Kopf können also wegen verspannter WADEN über Gebühr beschleunigt werden.

Hast du schon mal eine Welle brechen sehen? Das funktioniert nämlich folgendermaßen: Eine bestimmte Wassermasse rollt aufs Ufer zu, wobei die Vor- und Rückbewegungen der Welle ausgeglichen sind. Aber sobald sie flaches Wasser erreicht, bremst der ansteigende Meeresgrund die Unterseite der Welle, sodass die Kuppe darüber hinweg beschleunigt. Und dadurch bricht die Welle.

Jetzt stell dir ein Gangmuster vor, bei dem der Unterschenkel durch Verspannungen zwischen Fuß und Schienbein gebremst wird. Was passiert dann? Der Unterschenkel verlangsamt sich in Bezug auf den Rest des Körpers, sodass der Oberkörper über die trägere untere Hälfte hinweg beschleunigt wird. Das ist nicht weiter schlimm, denn es lässt sich durch den gleichzeitigen Einsatz von muskulären Gegenspielern kompensieren, die der Vorwärtsbewegung entgegenwirken (was eine Gesamtbeschleunigung verhindert). Aber dabei kommt ein Gangmuster heraus, das bei jedem Schritt Anspannung im oberen Rücken und im Hals erzeugt. Diese Art des Muskeleinsatzes kann zu chronischen Verspannungen im Nacken-, Schulter- und Rückenbereich führen – weil sich die Muskeln dort an die Spannung in den Beinen anpassen.

Was daran so wichtig ist? Wenn du dich mit Hals- und Schulterbeschwerden abplagst, die trotz allem nicht besser werden, solltest du bedenken, dass diese Muskeln angespannt bleiben müssen, um mit den Kräften zurechtzukommen, die sich aus DEINER ART ZU GEHEN ergeben.

Jetzt kommt die Wadendehnung.

Man setzt den linken Fußballen auf die Kuppe einer halbzylinderförmigen Schaumstoffrolle (meine misst 15 × 7,5 × 30 cm) oder auf ein zusammengerolltes Handtuch, lässt die Ferse auf den Boden sinken und streckt das Knie. So bleibt man einen Moment lang stehen, dann bringt man den rechten Fuß ein Stück nach vorne.

Es sollte möglich sein, den rechten Fuß ganz nach vorne zu setzen, aber die meisten schaffen das nicht auf Anhieb. Stattdessen kann man einen kleinen Schritt vorwärtsmachen – der rechte Fuß mag dann hinter dem linken bleiben, daneben oder auch nur ein kleines Stück davor stehen. Das Körpergewicht bleibt dabei senkrecht über der Ferse des Fußes, der weiter hinten ist.

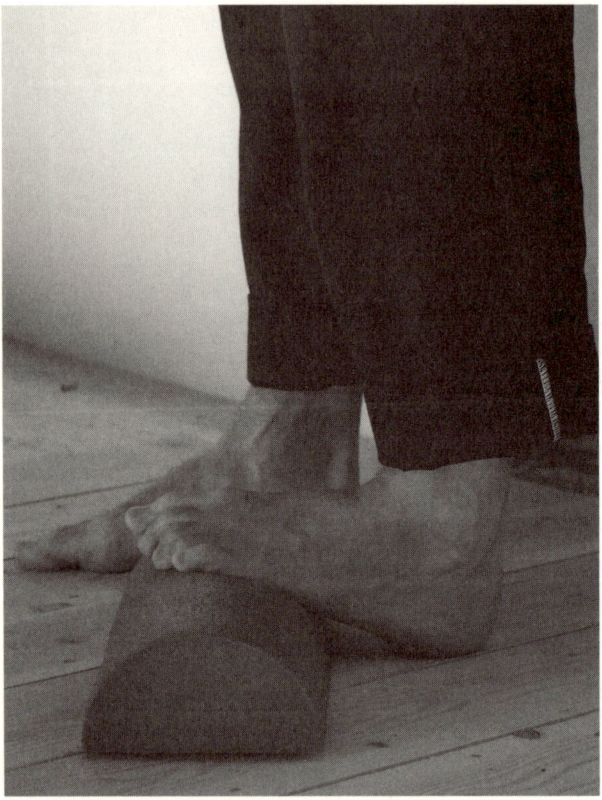

Die Dehnübung fällt leichter, wenn man das vordere Bein ein wenig nach hinten verschiebt oder wenn man den Fuß etwas von der Schaumrolle rutschen lässt, sodass die Zehen nicht so hoch sind. Wer echte Schwierigkeiten hat – beispielsweise nicht aufrecht stehen kann oder den ganzen Körper anspannen muss, damit der verspannte Unterschenkel nicht den ganzen Körper von der Rolle katapultiert –, sollte die Schaumrolle vergessen. Man kann auch mit einem erst gefalteten und dann zusammengerollten Handtuch oder der Kante eines Telefonbuchs beginnen, beides ist niedriger als eine Schaumstoffrolle. Sobald das Gewebe des Unterschenkels etwas geschmeidiger ist, kehrt man zur Rolle zurück.

Die Wadenmuskeln beider Beine sollten so viele Male am Tag wie möglich gedehnt werden, jedes Mal bis zu einer Minute lang. Bei mir zu Hause liegen in einigen Zimmern halbe Schaumstoffrollen herum, damit ich beim Telefonieren, Zähneputzen oder Kochen die Waden dehnen kann.

Die Dehnübung hat den zweiköpfigen Wadenmuskel oder Gastrocnemius zum Ziel.

WADENDEHNUNG – SOLEUS

Diese Dehnübung ergänzt die oben beschriebene Wadendehnung und zielt auf den Schollenmuskel oder Soleus (der tiefer in der Wade liegt) und die Achillessehne, die beide bei den meisten von uns kürzer sind als nötig.

Man setzt den rechten Fußballen auf eine Schaumstoffrolle oder auf ein zusammengerolltes Handtuch und lässt die Ferse auf den Boden sinken. Dann macht man einen Schritt vorwärts, sodass der linke Fuß ungefähr auf Höhe des rechten ist, und beugt das Knie, ohne dabei die Ferse vom Boden zu heben (das andere Knie kann dabei auch gebeugt werden). 30 bis 60 Sekunden halten und mit der linken Seite wiederholen.

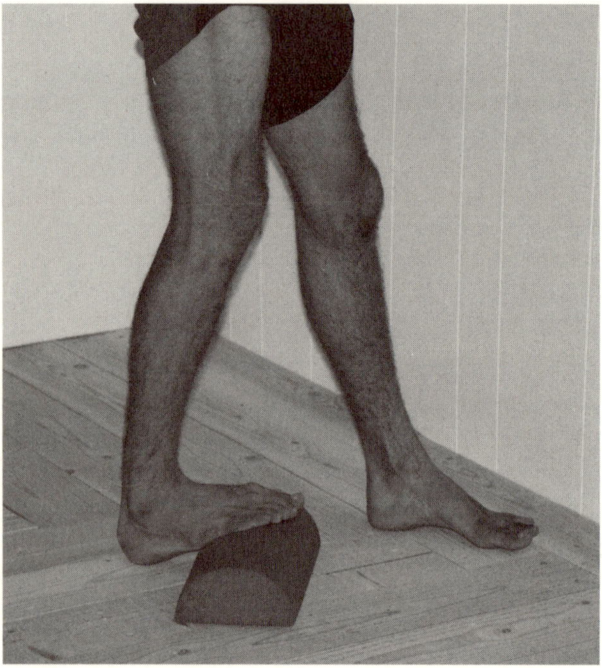

> Meine Füße sind um eine ganze Schuhgröße gewachsen, seit ich mehr barfuß gehe und Minimalschuhe trage. In mein erstes Paar Zehenschuhe von Vibram von vor sechs Jahren passe ich nicht mehr hinein. Außerdem schaffe ich mehr einbeinige Kniebeugen. Früher habe ich drei oder vier davon geschafft, jetzt gelingen mir 15 hintereinander. Bei einbeinigen Kniebeugen kommt es total auf Fußstabilität und Propriozeption an.
>
> *GALINA IVANOVA DENZEL*

Der Soleus wird beim Wadendehnen oft vernachlässigt, da er bei anderen Gelenkwinkeln angesprochen wird als die anderen Wadenmuskeln. Wie häufig diese Übung gemacht werden muss? So oft wie die anderen auch – wenn man die eine Wadendehnung übt, sollte man auch die andere trainieren.

DOPPELTE WADENDEHNUNG

Diese Übung setzt die Wirkung der Wadendehnung fort, bezieht aber auch die Oberschenkelrückseite und die Faszien mit ein, die die Gelenke von Bein und Fuß umhüllen. Mir ist klar, dass der Oberschenkel meilenweit (einen halben Meter) von den Füßen entfernt zu sein scheint, aber alles hängt ja irgendwie zusammen, nicht wahr? Eine verspannte Oberschenkelrückseite hält die Knie leicht gebeugt, was wiederum die Wadenmuskeln und Achillessehnen verkürzt – ODER IST ES UMGEKEHRT? Schwer zu sagen. Wie dem auch sei, diese Dehnübung macht die Anpassungen spürbar, die durch das Sitzen und Stehen entstehen, und gibt den betreffenden Geweben einen freundlichen Schubs in die richtige Richtung.

Man stellt sich dazu frontal vor einen Stuhl. Mit hüftbreit auseinanderstehenden Füßen, gestreckten Knien und nach vorne zeigenden Fußspitzen kippt man das Becken, bis die Hände auf dem Stuhl zu liegen kommen.

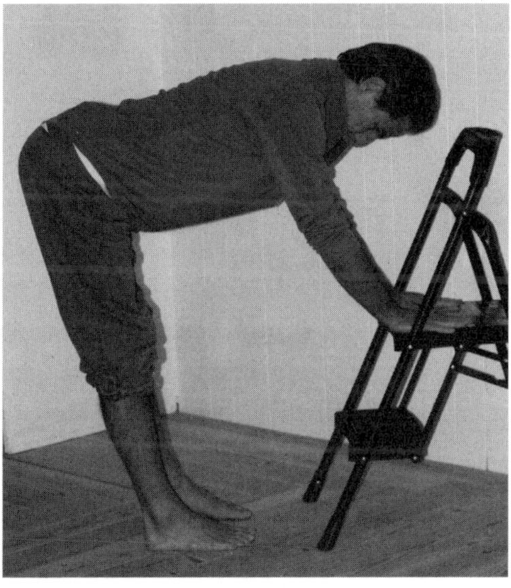

Was, wenn du den Stuhl nicht erreichst, ohne die Knie zu beugen oder den Rücken rund zu machen?

Stop! Erhöhe fürs Erste die Sitzfläche oder stell dich vor einen Tisch oder einen Tresen.

Sobald die Hände abgelegt sind, probiert man, die Wirbelsäule nach unten sinken zu lassen und das Steißbein in die Höhe zu heben. Dabei nicht den Brustkorb nach unten drücken oder ins Hohlkreuz gehen – einfach die Wirbelsäule bewusst *entspannen* und möglichst weit sinken lassen.

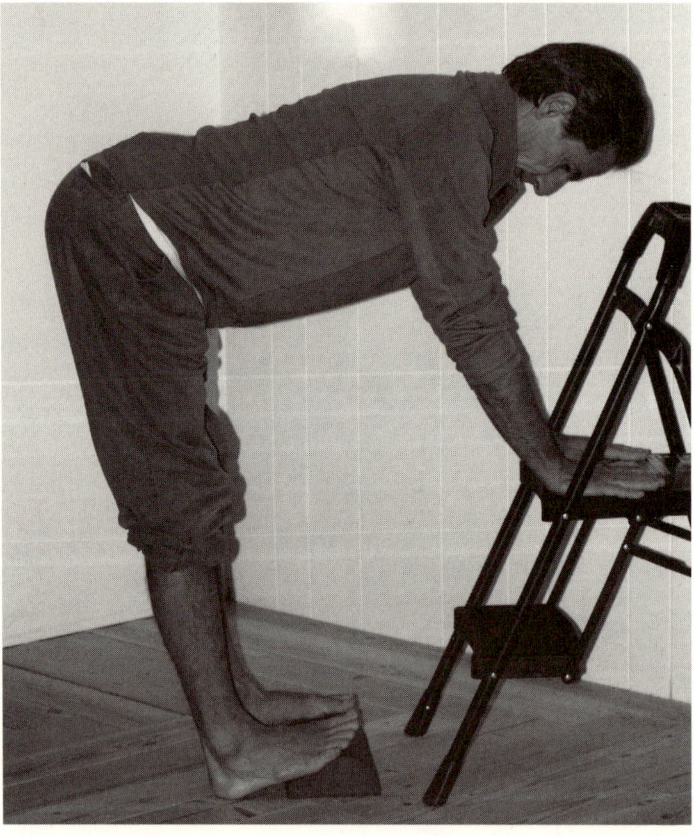

Sollte sich dein Rücken dabei buckeln wie bei einer wütenden Katze, dann deutet das auf Verspannungen an der Rückseite der Beine hin, die ständig auf die Wirbelsäule oder die Knie oder beides zusammen einwirken. Wenn du deinen Tag mit dieser Dehnübung würzt (sehr schön als Pause vom Sitzen), wirst du bald eine Verbesserung bemerken.

Hier noch zwei weitere Hinweise dazu:

Das Gewicht so weit auf den Fersen lassen, dass du mit den Zehen wackeln kannst. Nacken entspannen. Ernsthaft. Lass den Kopf Richtung Boden sinken, sodass seine Last auf die gesamte Faszienhülle deiner Rückseite verteilt wird.

Sobald du die Dehnung 60 Sekunden lang bequem aushältst, kannst du die Schaumstoffrolle oder das zusammengerollte Handtuch vor den Stuhl legen und die Dehnübung mit auf die Rolle gestellten Fußballen wiederholen.

Das legt die Latte ein ganzes Stück höher. Hol die Rolle dazu, wenn du meinst, dass du so weit bist.

DEHNUNG MIT GURT

Diese Dehnübung ist dazu gedacht, dem Übenden die Verbindung zwischen Wadenverspannungen und Bewältigungsmechanismen wie dem Beugen der Knie oder der Plantarflexion der Füße deutlich zu machen.

Man legt sich dazu auf den Rücken und legt einen Gurt oder Gürtel quer über den rechten Fußballen. Dann reckt man das linke Bein ausgestreckt in die Höhe und streckt das rechte Bein, bis die rechte Oberschenkelrückseite den Boden berührt. Damit der Oberschenkel den Boden berührt, muss eventuell das linke Bein etwas niedriger gehalten werden. Das Gewicht des linken Beins wird mit den Armen gehalten – das Bein wird völlig entspannt.

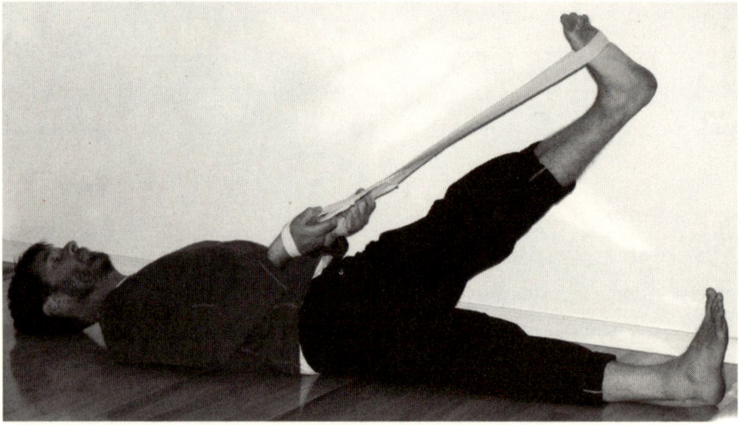

Dann zieht man den Fuß zu sich heran – mithilfe des Bandes, nicht mit den Muskeln am Schienbein. Während das Fußgelenk angewinkelt bleibt, hebt man das rechte Bein in kleinen Schritten in die Höhe, ohne den linken Oberschenkel vom Boden zu lösen. Um die Spannung zu lindern, mag man versucht sein, den Fuß etwas abzuwinkeln oder das Knie leicht zu beugen. Diese Reaktion ist normal, aber sie hält die Verspannungen entlang der Rückseite des Beins – und die daraus entstehenden Gangmuster – aufrecht. Ziel der Übung ist keine intensive, unangenehme Dehnung, sondern eine sanfte Zugbelastung der Muskeln, die am wenigsten gedehnt werden wollen.

Wenn man diese Dehnung eine Weile gehalten hat, schwenkt man das rechte Bein nach links und hält es in schräger Stellung gedehnt (wodurch neue Lasten für die Hüftmuskeln entstehen, die ein Gehen mit breiterer Fußstellung ermöglichen).

Diese Übung solltest du oft machen. Sie hat den zusätzlichen Vorteil, dass du dich hinlegen und wieder aufstehen musst, was dir weitere gesundheitsförderliche »Bewegungsnährstoffe« einbringt. Die Dehnung mit Gurt ist *von Grund auf* voller Bewegungsvitamine.

TAUCHERANZUG

Bevor du die nächste Übung machst, möchte ich dich in einen imaginären Taucheranzug stecken – einen Anzug, der deinen Körper von Kopf bis Fuß umhüllt und hauteng anliegt. Hast du im Geiste einen angezogen? Prima. Hast du in echt einen angezogen? Dann mach schnell ein Foto und schick es mir, danke.

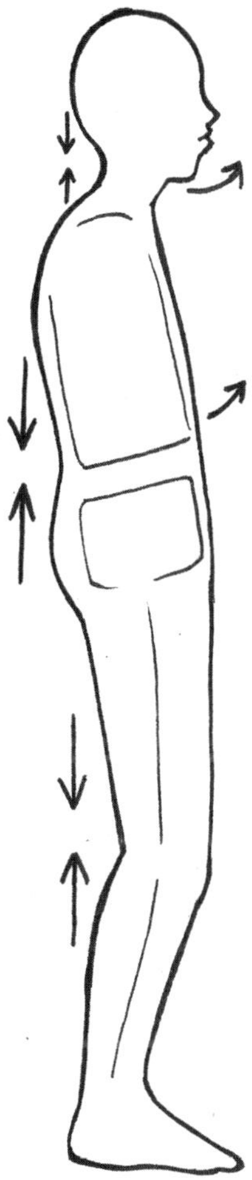

Nun, da du den imaginären Taucheranzug trägst, stell dir vor, wie der Anzug Falten wirft, wenn du von der neutralen Körperhaltung ins Sitzen übergehst oder Absatzschuhe anziehst. Wenn du nämlich das Becken vorschiebst, den Brustkorb anhebst, die Füße abwinkelst, die Knie beugst oder Ähnliches tust, werden nicht nur die Knochen neu ausgerichtet. All diese Bewegungen erfordern auch die Neuausrichtung des Bindegewebes, das die Knochen und Muskeln umhüllt.

Generell passen sich die Taucheranzüge der meisten Menschen an die ausgleichende Rückwärtsbeugung des durch Absätze verursachten Vorwärtskippens an, indem die Rückseite des Anzugs teilweise verkürzt und die Vorderseite gestreckt wird.

Auch dieses Phänomen passiert nicht lokal am Sprunggelenk,

sondern »verknittert« den Anzug bis hinauf zum Hals. Bis zum Hals! Nur wegen der Schuhe!

Es wird wieder einmal deutlich, dass Fußprobleme eigentlich Ganzkörperprobleme sind. Und deshalb zielt die folgende Dehnübung auf die Muskeln und Faszien der gesamten Körperrückseite.

Man setzt sich dazu auf den Boden und stemmt die Füße mit gestreckten Beinen flach gegen eine Wand.

Sollte dies wegen verspannter Oberschenkelrückseite schwerfallen – das Becken kippt unweigerlich nach hinten, sodass der untere Rücken überlastet wird –, kann man sich auf so viele Kissen setzen, wie man für eine bequeme Sitzhaltung braucht.

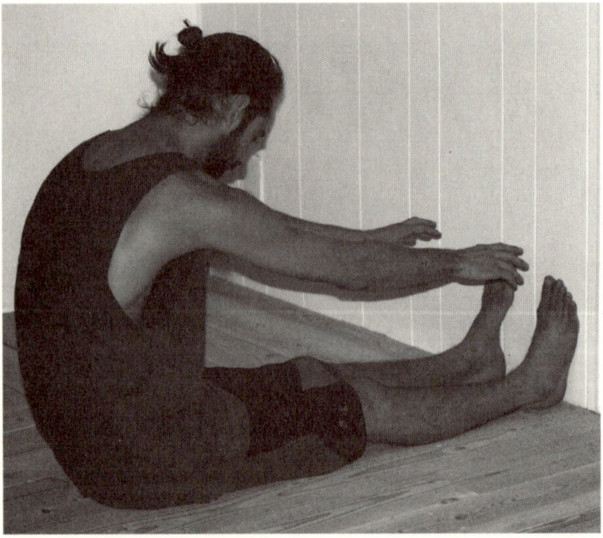

Nun krümmt man den Oberkörper nach vorne, kippt dabei das Becken in Richtung Wand und lässt den Brustkorb auf die Beine sinken. Nicht mit Gewalt, nur so weit, wie man mittels Schwerkraft kommt. Dann entspannt man den Hals vollkommen und lässt den Kopf hängen.

Spürst du, wie die Bewegung des Kopfes noch mehr Zug entlang der Rückseite der Beine verursacht? Vielleicht merkst du jetzt, wie deine Gewohnheit, das Kinn nach oben und in Richtung des Bildschirms zu strecken, mit dem unteren Rücken »zusammenhängt«?

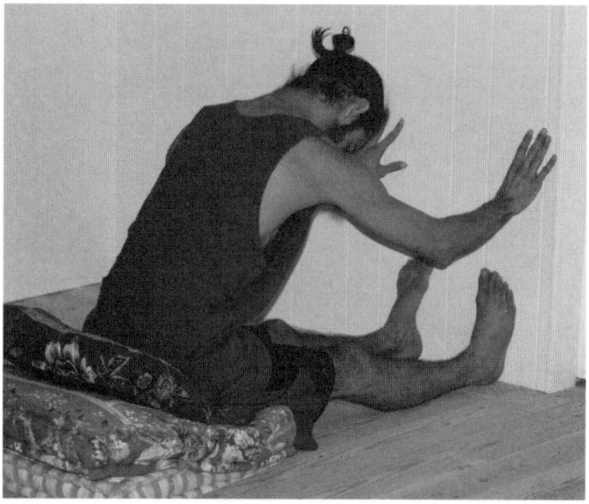

Diese Dehnung gehört zu meinen Lieblingsübungen, weil sie erfahrbar macht, dass alles tatsächlich zusammenhängen kann: die Kopfhaltung mit der Stellung des Kreuzbeins, das Schuhwerk mit chronischem Kopfschmerz.

DIE INTRINSISCHE FUSSMUSKULATUR KRÄFTIGEN

AKTIVE ZEHENSPREIZUNG

Mit dieser Übung lässt sich die Gesundheit der Fußmuskulatur ganz einfach testen – und verbessern.

Die Füße stehen schulterbreit auseinander und zeigen geradeaus, das Gewicht liegt auf den Fersen. Nun versucht man, die Zehen so weit auseinanderzuspreizen, wie man kann, genau so, wie man die Finger spreizt. Zwischen allen Zehen sollte ein Zwischenraum entstehen, wobei die Zehen flach auf dem Boden bleiben.

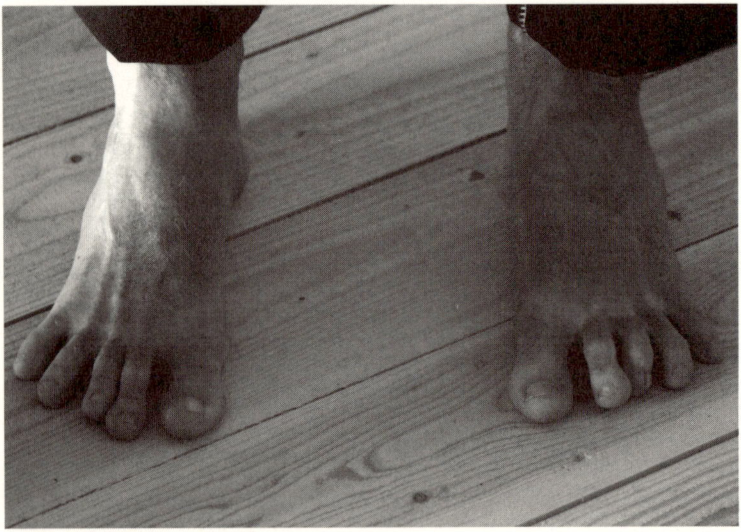

Es überrascht nicht, dass viele chronisch beschuhte Menschen die Fähigkeit verloren haben, ihre Zehen zu spreizen. Da die Zehen ein Leben lang von Schuhen zusammengequetscht wurden, sind sie für Signale aus dem Gehirn fast völlig taub geworden … noch. Die gute Nachricht ist, dass die Zehen um so besser auf deine Befehle reagieren werden, je mehr du diese Übung machst und sie mit der passiven, manuellen Spreizübung ergänzt.

Mach diese Übung am besten mehrmals am Tag, mit oder ohne Schuhe (und welche Schuhe vorne zu eng sind, wirst du daran merken, dass du die Übung in ihnen nicht machen kannst).

Nicht nur bei allen, die zu Minimalschuhwerk wechseln wollen, steht diese Übung ganz oben auf der Liste, sondern auch bei denjenigen, die ihre Balance, die Gesundheit ihrer Fußnerven oder die Funktion von Knie- und Hüftgelenken verbessern wollen.

ZEHENHEBEN

Die Spreizbarkeit deiner Zehen hast du nun geprüft. Wie wär's, wenn wir jetzt testen, ob du sie heben kannst … einzeln? Ich weiß, ich weiß. Zehen sind scheinbar klein und leicht. Aber bei dieser Übung kommen sie einem ganz schön schwer vor.

In der gleichen Standposition wie bei der vorigen Übung versucht man, die großen Zehen anzuheben. Erst rechts, dann links. Die meisten von uns können alle Zehen gleichzeitig heben, haben aber Schwierigkeiten, die Muskeln einzeln zu bewegen.

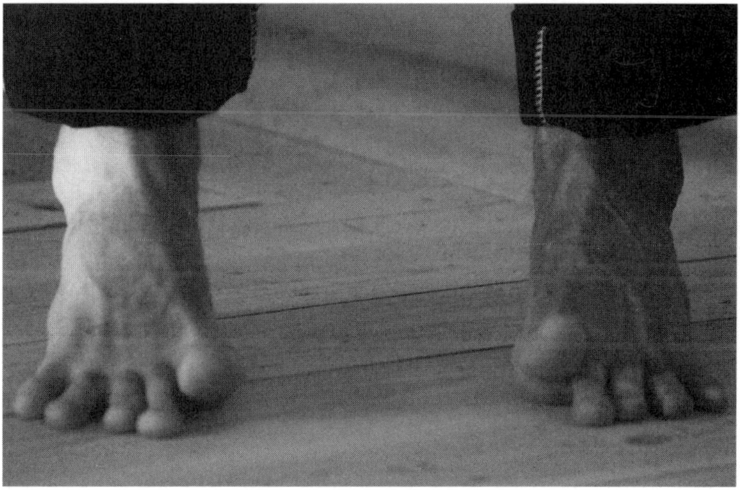

Die Muskeln, die den großen Zeh heben (die *Extensor-hallucis*-Muskeln), gehören zu den stärksten Muskeln im Fuß. Sie zu aktivieren trägt maßgeblich dazu bei, Kraft und Geschicklichkeit der Füße wiederherzustellen und damit die Voraussetzung für die stabile Beweglichkeit von Fuß-, Knie- und Hüftgelenk zu schaffen. (Noch mal: ES HÄNGT ALLES ZUSAMMEN.) Man sollte jeden großen Zeh möglichst gerade nach oben heben und nicht schräg in Richtung des kleinen Zehs.

Sobald man das Heben des großen Zehs beherrscht, kann man versuchen, bei beiden Füßen zuerst diesen und dann den zweiten Zeh zu heben, ohne dabei die Fußballen vom Boden zu lösen. Anschließend hebt man den dritten, vierten und fünften Zeh. Nachdem alle Zehen angehoben sind, lässt man sie der Reihe nach wieder zu Boden. Dann wiederholt man die Übung mit jedem Fuß einzeln.

Im Anschluss an die Übung sollte man die Zehen mit der Fußrückendehnung dehnen – Krämpfe im Fußgewölbe sind bei dieser

DIE EXTRINSISCHE FUSSMUSKULATUR KRÄFTIGEN

Übung durchaus üblich, da die angesprochenen Muskeln bisher kaum oder gar nicht benutzt wurden.

Die folgenden Übungen beschäftigen sich mit den Muskeln zwischen dem Fuß und dem Rest des Körpers, besonders aber mit ihrer Rolle bei der Leistung des *aufrechten Stehens und sicheren Gehens*. Gehen – so langweilig es scheinen mag – kann schnell zu etwas werden, was man nicht kann. Ob es an Fußschmerzen, Knieverletzungen, Arthrose oder schlicht an mangelnder Kraft liegt, der Verlust der Gehfähigkeit lastet schwer auf der Seele. Du magst ein hervorragender Geher, eine großartige Geherin sein, aber glaube mir – glaube den Tausenden von anderen, denen ich persönlich begegnet bin: Du wirst deine Gehfähigkeit vermissen, wenn sie weg ist – also erhalte sie dir.

EINBEINIGE BALANCE

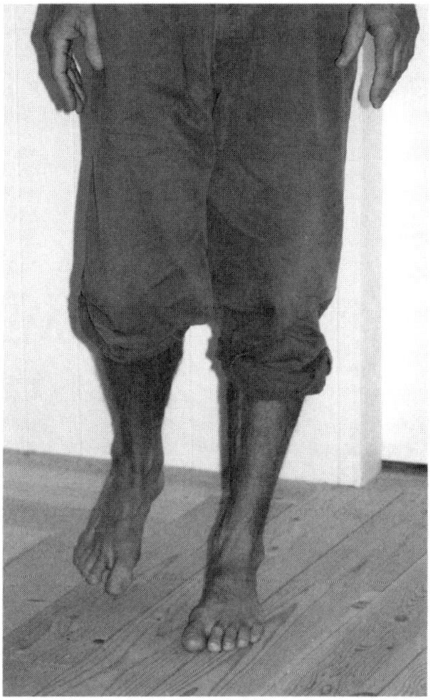

Balance ist etwas, über das man selten nachdenkt, wenn man nicht gerade hingefallen ist. Und meiner Ansicht nach vertrauen die meisten Menschen darauf, dass sie einen ganz guten Gleichgewichtssinn haben, obwohl sie diese Fähigkeit kaum je überprüfen. In Wirklichkeit haben die meisten von uns irgendwann einmal eine gute Balance gehabt, aber da unser Gleichgewicht nicht regelmäßig herausgefordert wird, vertrauen wir auf unser Geschick, bis wir am Boden liegen und uns wundern, wie es dazu kommen konnte.

Zum Selbsttest stellt man sich barfuß auf ebenen Grund, lässt das linke Bein belastet und gestreckt und beugt das rechte Knie, sodass sich der rechte Fuß ein wenig vom Boden hebt. Was macht das Sprunggelenk? Was machen die Arme? Die Schultern? Und das Gesicht? War diese Grimasse schon vorher da? Nun prüft man die Stellung des Standfußes. Hat er sich auswärtsgedreht, nach rechts oder links? Und das Knie des Standbeins? Hat es sich unwillkürlich gebeugt, um den Schwerpunkt etwas zu senken und der Hüfte Arbeit abzunehmen?

> Ich habe mein Leben lang Plattfüße gehabt. Die Sohlen meiner Ballettschläppchen waren früher immer vollflächig grau. Ich beneidete die anderen Mädchen, deren Schläppchen sich in Form eines »echten« Fußabdrucks abnutzten. Mit Ende 30 ging ich dann aufgrund deiner Empfehlungen zu minimalem Schuhwerk über, übte eifrig und wechselte von minimalen zu minimaleren und schließlich zu minimalstmöglichen Schuhen. Jetzt bin ich über 40 und habe zum ersten Mal in meinem Leben keine Plattfüße mehr. Wenn ich barfuß mit nassen Füßen ins Haus komme, hinterlasse ich »echte« Fußabdrücke und grinse wie ein Honigkuchenpferd.
>
> *SARAH DE VRIES*

Was auch immer bei dir geschieht, achte darauf, wie sich dein Körper strukturell neu ausrichtet, um das Gleichgewicht zu halten. Und bedenke dann, dass beim Gehen zu jedem Schritt eine Balancephase gehört und dass sich alles, was du zum Balancehalten unternimmst – Knie beugen, Füße auswärtsdrehen, Arme zur Seite –, nach und nach in dein Gangmuster einschleicht, bis du irgendwann die Fähigkeit, balancierend zu gehen, verlierst und zum Schlurfer wirst.

Wiederhole die Übung, aber diesmal mit fest stehendem Sprunggelenk, angelegten Armen und geradeaus zeigendem Fuß (und für Fortgeschrittene: mit nach hinten zeigenden Kniekehlen). Auf diese

Weise trainierst du das Bein so, wie es beim Gehen auf ebenem Grund am besten funktioniert, und sprichst die für die Schmierfußkorrektur wichtige seitliche Hüftmuskulatur stärker an. Auf jeder Seite dreimal bis zu einer Minute lang halten.

Weitverbreitet ist die Vorstellung, dass man eines Tages alt wird und – Überraschung! – Sachen nicht mehr machen kann. Aber in den meisten Fällen hat man bestimmte Bewegungen schon lange nicht mehr ausgeführt, die dazu nötigen Muskeln und Steuerprogramme sind atrophiert, und wenn man die Bewegung abruft, ist sie einfach weg. Also behalte die Balanceübungen bei – du wirst noch froh darum sein!

HANDTUCH-BALANCE

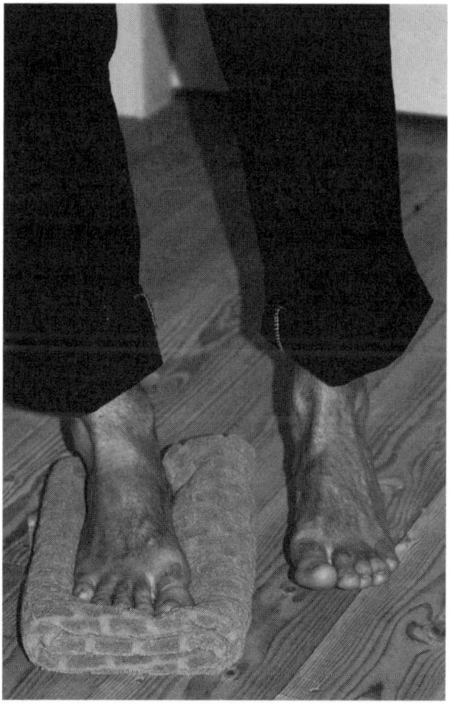

Diese Übung legt gegenüber der vorigen noch einen drauf und ist ein wichtiger Schritt, um den Körper auf das Gehen über abwechslungsreiche Oberflächen vorzubereiten. Die Instabilität des Handtuchs vertieft die Arbeit der Fuß-, Sprunggelenks-, Bein- und Hüftmuskulatur.

Man faltet ein Handtuch mehrmals und übt darauf stehend die einbeinige Balance bis zu einer Minute lang, bevor man die Seite wechselt. Um es noch kniffliger zu machen, kann man den Kopf hin und her wenden, um das Blickfeld durcheinanderzubringen. Und wer sich wirklich was zutraut, schließt die Augen.

BECKENNEIGEN

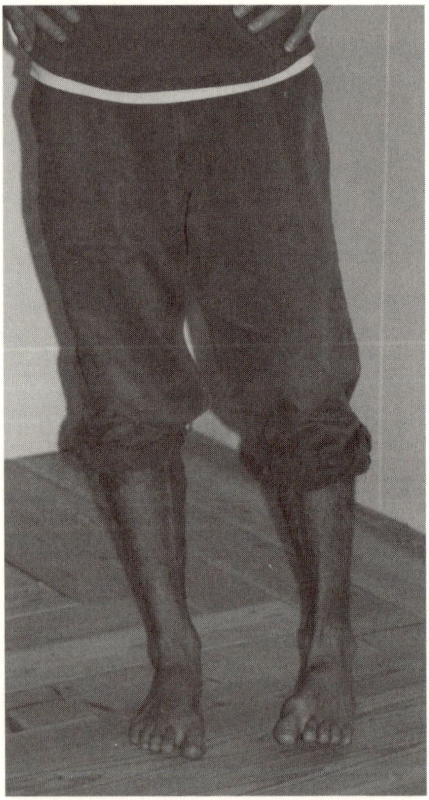

Diese Übung ähnelt auf den ersten Blick den beiden vorangegangenen, aber das Beckenneigen erfordert den isolierten Einsatz der seitlichen Hüftmuskulatur und ist womöglich das beste aller Anti-Schmierfuß-Mittel – wenn sie mit neutraler Kniekehle ausgeführt wird (das ist dann eine Übung für Fortgeschrittene, also lass dir Zeit).

> Ich bin gerade mit meinem zweiten Kind schwanger. Beim ersten trug ich immer noch Schuhe mit positivem Absatz und hatte noch jede Menge alte Gewohnheiten aus dem Balletttraining (Brust raus, Po nach hinten, Füße auswärts, Beine und Po ständig angespannt usw.). Ich hatte die ganze Schwangerschaft lang starke Schmerzen und fühlte mich insgesamt beschissen.
>
> Vor drei Jahren entdeckte ich Katys Blog und begann sofort damit, die Waden zu dehnen und Sitzmöbel weitgehend zu vermeiden. Es dauerte lange, bis meine völlig verspannten Waden und Oberschenkel länger wurden, aber inzwischen gehe ich nur noch barfuß oder in Schuhen mit negativer Sprengung. Ich arbeite im Stehen oder auf dem Boden und mache alle 60 bis 90 Minuten eine Dehnpause. Ich bin jetzt 34 Jahre alt und in der 32. Woche und hatte in dieser Schwangerschaft bisher kaum Beschwerden. Der Unterschied zum letzten Mal ist erstaunlich!
>
> Beim letzten Untersuchungstermin war meine Ärztin baff, als ich ihr sagte, dass ich keine nennenswerten Schmerzen habe! Ich habe ihr erzählt, was ich alles unternommen habe, und sie sagte, ich sollte doch ein Buch darüber schreiben … ich werde ihr wohl stattdessen eins von dir geben, damit sie weiß, bei wem sie sich bedanken muss, wenn eine Patientin plötzlich (fast!) schmerzfrei ist.
>
> *MEG POOLEY GOODMANSON*

In neutralem Stand – Füße geradeaus und hüftbreit auseinander, Gewicht auf der Ferse – legt man die rechte Hand auf die Hüfte und zieht die rechte Seite des Beckens nach unten. Dadurch wird die linke Seite angehoben, sodass sich der linke Fuß vom Boden löst. Keines der Knie wird bei dieser Übung gebeugt, und man muss darauf achten, die linke Hüfte nicht mithilfe der Muskeln des unteren Rückens hochzuhieven – eine häufige »Mogelei«.

Wer merkt, dass das Standbein im Sprunggelenk wackelt, kann den linken Fuß abwinkeln, um mit den Zehen den Boden zu berühren, oder sich an einem Stuhl oder einer Wand festhalten. Sollte man das Gefühl haben, das Gewicht auf den rechten Vorderfuß verlagern oder die Knie beugen zu müssen, sind das Anzeichen dafür, dass die seitliche Hüftmuskulatur beim Gehen nicht regelmäßig zum Einsatz kommt. Und dass offenbar ein ernsthafter Schmierfuß vorliegt. Diese Position bis zu einer Minute lang halten, auf jeder Seite dreimal.

BECKENNEIGEN VERSCHÄRFT

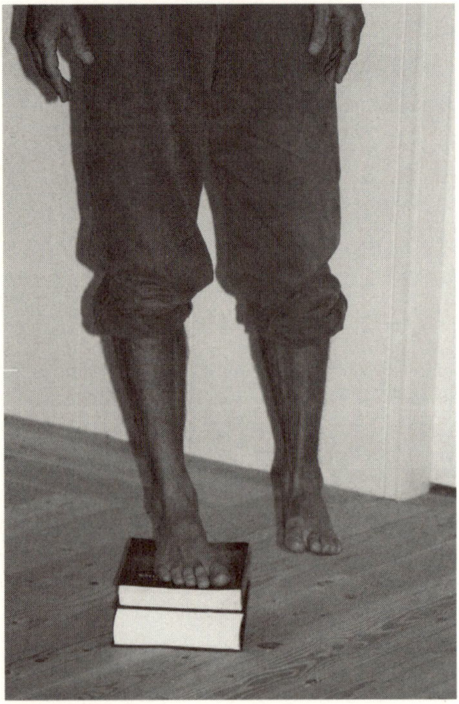

Wenn man das Beckenneigen und andere Übungen und Umgewöhnungen bereits in den Tagesablauf integriert hat, kann man das Beckenneigen verschärfen, indem man sich auf ein dickes Telefonbuch oder einen Yogablock stellt, sodass das freie Bein über dem Boden schwebt. Der Übungsablauf bleibt der gleiche, nur dass die freie Seite des Beckens nicht nur angehoben, sondern auch gesenkt werden kann, was den Bewegungsumfang der Hüftmuskulatur erweitert. Kontrollierte Muskelarbeit bei erweitertem Spielraum bereitet die Muskeln – und dich – noch besser darauf vor, bergauf und bergab zu gehen, was du ja ausgiebig machen wirst, sobald du diese Buch durchhast, stimmt's?

BECKENNEIGEN NOCH MAL VERSCHÄRFT

Wer versucht hat, das Beckenneigen mit neutraler Kniekehle auszuführen, wird gemerkt haben, wie schwierig es ist. Das liegt hauptsächlich daran, dass sich der gesamte Innenrist des Fußes vom Boden löst, sobald die Oberschenkel in Neutralstellung gedreht werden. Wie soll man auf der Außenkante des Fußes stehen und dabei das Beckenneigen üben? Die Antwort lautet: Es geht nicht. Aber hier ist ein Trick: Man stellt sich auf eine halbe Schaumstoffrolle (Fläche nach unten, Wölbung nach oben).

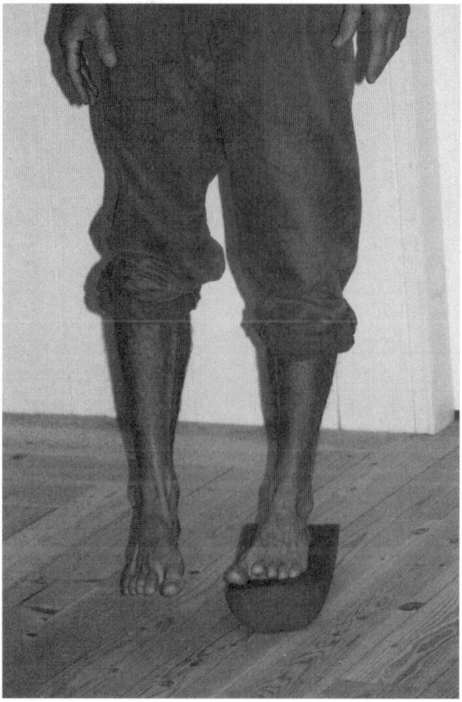

Auf diese Weise kippt man den »Boden« (also die flache Seite der Rolle) so, dass er dem Winkel des Fußes entspricht. Man muss die

Einschränkungen der Fußbeweglichkeit umgehen, damit die Hüftmuskulatur zum vollen Einsatz kommt!

> Ich muss im Bett meine (ehemals kalten) Füße nicht mehr an meinem Mann wärmen!
>
> *LIBBY BATTY*

KRÄFTIGER GEHEN

Ich gebe zu, dass die Überschrift merkwürdig erscheinen mag, aber es sind nicht nur deine Einzelteile, die stärker gefordert werden müssen – auch deine Art zu gehen muss »gekräftigt« werden. Die folgenden Gehübungen erleichtern nicht nur den Wechsel zu besserem Schuhwerk, sondern auch den Übergang zu natürlichem Terrain. Wer aus gesundheitlichen Gründen Minimalschuhe trägt, sollte das ganze Spektrum an Geh-Nährstoffen, das der Mensch braucht, in Betracht ziehen und eine Überdosierung mit dem »Vitamin Flach« vermeiden. Abwechslungsreiche Geherfahrungen sind unerlässlich, um den neu entdeckten Muskeln ein monotones Umfeld zu ersparen. Daher empfehle ich, die Füße mit andersartigen Nährstoffen zu versorgen, damit sie funktionstüchtig bleiben.

GEHEN AUF STEINEN

Anders als die Muskeln und Gelenke der Zehen, die durch das Zehenheben stimuliert werden können, bekommen die Gelenke des Fußinneren erst dann »Arbeit«, wenn der Fuß durch das, was unter ihm ist, verformt wird.

In natürlicher Umgebung würden deine Füße durch das organische Zusammenspiel von häufigem Gehen und abwechslungsreicher Bodenbeschaffenheit geschmeidig gemacht – zwei Elemente, die dem modernen Leben fehlen. Wer wirklich mehr aus seinen Füßen – aus dem ganzen Körper – herausholen will, muss auf natürlichen Untergründen gehen.

Sand, steinige oder erdige Pfade und durchwurzelte Waldböden bieten einen Nährstoffreichtum, der die Füße auf einzigartige Weise mobilisiert. Aber so nötig du diesen Input auch hast, deine Füße sind erheblich verkümmert – und daher musst du mit Bedacht vorgehen.

TEXTUR UND KINDLICHER ZEHENGANG

In vielen Fällen ist der kindliche Zehengang eine »idiopathische« Erscheinung – das heißt, dass Orthopäden und Ergotherapeuten nicht wissen, warum dieses Gangmuster auftritt. Neue Erkenntnisse brachte allerdings ein klinisches Experiment, bei dem man zehengehende Kinder barfuß über unterschiedliche Flächen – Kies, Teppichboden und Laborboden – gehen ließ. (Wer die ganze faszinierende Studie lesen möchte, findet den Titel in der Literaturliste im Anhang unter Fanchiang, H., und M. D. Geil, 2014.) Beim Gehen auf Kies verringerte sich die Fersenhöhe der Kinder, woraus die Forscher den Schluss zogen, dass der Fußkontakt mit Bodentextur eine neue Behandlungsmethode für idiopathischen Zehengang sein könnte.

Einerseits freue ich mich über die Aussicht auf eine nichtinvasive, kostengünstige und leicht zugängliche Therapie für Zehengang-Patienten. Andererseits frage ich mich: Haben die Forscher wirklich ein neues Mittel gegen den Zehengang gefunden, oder haben sie entdeckt, dass Zehengang den Mangel an einem »Bewegungsnährstoff« anzeigt?

Im 18. Jahrhundert entdeckte James Lind, dass Zitronen oder Orangen dem besonders bei Seeleuten auftretenden Skorbut vorbeugen konnten. Aber wie jeder weiß, bestand die große, aus dieser Entdeckung gewonnene wissenschaftliche Erkenntnis nicht darin, dass Zitrusfrüchte ein Heilmittel gegen Skorbut sind. Die eigentliche Lehre war, dass Lebensmittel, die Vitamin C enthalten (das der Chemiker Albert Szent-Györgyi erst in den 1930er-Jahren entdeckte), für das Funktionieren des menschlichen Körpers unerlässlich sind. Skorbut war schlicht ein Vitamin-C-Mangel in derart extremer Ausprägung, dass Forschungen angestoßen wurden.

Sollten wir also das Gehen auf Bodentextur als Therapie für Zehengänger betrachten, oder könnte es – in Anbetracht der Fußanatomie, der Funktionsweise unseres Nerven- und Balancesystems und der Evolutionsbiologie – zutreffen, dass das Gehen auf Texturen eine Voraussetzung für eine optimale Entwicklung der Gangart ist?

Du magst keinen Skorbut haben, aber sicherlich ist dir bewusst, dass du dennoch regelmäßige Dosen von Vitamin C benötigst. Ohne Vitamin-C-Zufuhr wirst du Mangelerscheinungen entwickeln. Und auch wenn du kein Zehengänger bist, hast du womöglich Anzeichen eines Bodentexturmangels in Form von subtileren (nicht unbedingt die Gangart betreffenden) Symptomen. Die neuerlichen Erkenntnisse zum Zehengang erhärten die ohnehin biologisch plausible Vermutung, dass der Körper eine regelmäßige Dosis Vitamin T – wie Textur – braucht. betreffenden) Symptomen.

Zu diesem Zweck brauchst du Bodentextur. Man kann sich Kieselmatten anschaffen oder einen Spielplatz mit lockerem Kiesboden suchen oder sogar im Baumarkt einen Sack Flusskiesel kaufen und sie entweder draußen oder drinnen auf einer Matte ausstreuen. Bevor man auf diesen Untergründen geht, sollte man erst darauf stehen. Und anstatt es gleich barfuß zu tun, solltest man neue Bodentexturen erst in Minimalschuhen, dann auf Socken, dann barfuß erkunden. Auf diese Weise werden die Gelenke von der vollen Wirkung der Verformung verschont. Auch hier ist ein langsamer Übergang sinnvoll. Hör auf deine Füße und übertreib's nicht. Die nächste Stufe besteht darin, auf diesen Oberflächen zu gehen, was die Belastung der Füße erheblich steigert. Während man stehend eine *g*-Kraft von 1 *g* erfährt (was dem eigenen Körpergewicht entspricht), entstehen beim Gehen leicht Beschleunigungen von 1,75 *g* – dem 1,75-Fachen des Körpergewichts entsprechend – und 2 bis 3 *g* beim Laufen. Aus diesem Grund sollte man das Barfußgehen zunächst in Schuhen »trainieren«.

Bei mir liegt in einem Flur, durch den ich viele Male am Tag gehe, eine Kieselmatte und eine weitere vor meinem Arbeitspult. So brauche ich mir nicht zusätzlich Zeit zu nehmen, um meine intrinsische Fußmuskulatur zu innervieren.

Zwar mag es sich anfangs wie Folter anfühlen, aber wenn du deinen Füße oft genug diese Abwechslung bietest, wirst du das Gefühl womöglich lieben lernen.

GEHEN AUF KISSEN

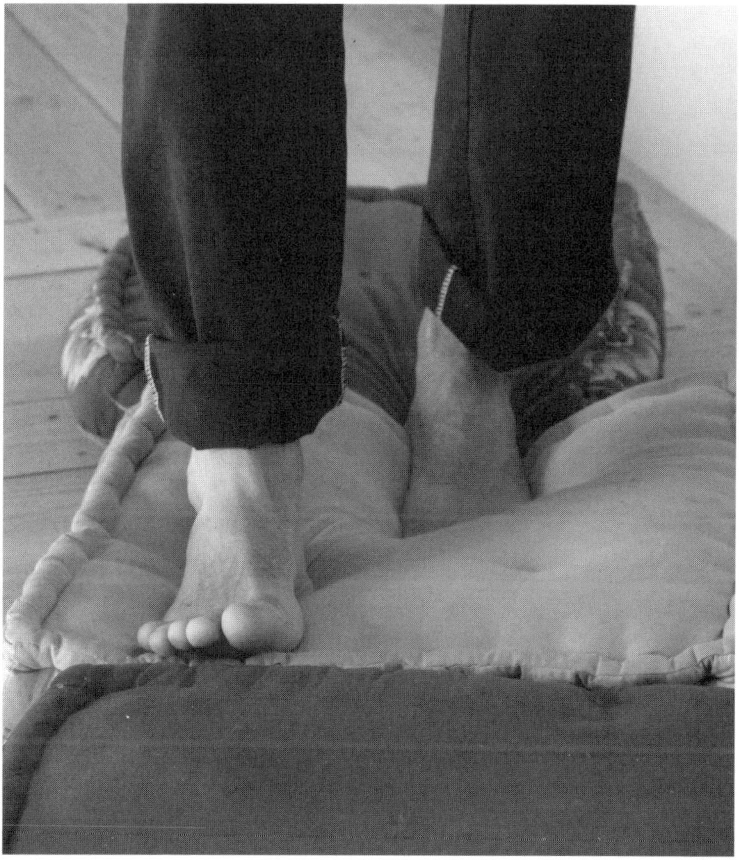

So wie deinen Füßen beim Gehen über gepflegte Böden eine ganze Bandbreite an Außenreizen fehlt (sprich: Muskelarbeit und die damit einhergehenden Anpassungen), sind auch die Sprunggelenke mit flachem und ebenem Grund überfüttert und gleichzeitig unterernährt, was andersartige Verformungen angeht, wie sie bei Steigung und Gefälle, beim Hocken und Klettern usw. auftreten. Besonders beim Gehen fehlt den heutigen Sprunggelenken die Verformungsvielfalt, die bergauf, bergab, entlang von Hängen und beim Übersteigen von Baumstämmen und Felsen auftreten würde – und sobald sich dann in unserer superflachen Welt plötzlich ein Loch oder ein Spalt auftut, kommen wir damit überhaupt nicht mehr ohne Verletzung klar.

Über Kissen zu gehen ist eine tolle Übung, um die Fuß- und Sprunggelenkmuskeln sachte und sicher an unebene und instabile Bodenverhältnisse heranzuführen.

Dazu baut man sich auf dem Boden eine kurze »Strecke« aus unterschiedlichen Kissen und Polstern – geeignet sind Kopf-, Sofa- und Yogakissen und sogar gefaltete Badetücher. Geht man nun über die Kissenstrecke, kann man spüren, wie die Füße und Fußgelenke wach werden. Bonuspunkt: Wer Kinder hat, macht auch ihnen damit viel Freude – perfekt an Regentagen, wenn man drinnenbleiben muss.

WADENLIFT

Die Waden sind die Fahrstühle des Körpers. Da sie den Körper vom Boden hebt und wieder senkt, ist die Wadenmuskulatur im Gelände besonders gefordert. Dummerweise haben unsere Waden in abwechslungsarmer Umgebung die Fähigkeit verloren, in der Richtung zu arbeiten, in der sie am besten funktionieren: rauf und runter. Was die meisten stattdessen tun, wenn sie sich auf die Zehenspitzen stellen, ist eine Art Dreh- und Seitwärtsbewegung. Probier's doch gleich mal aus.

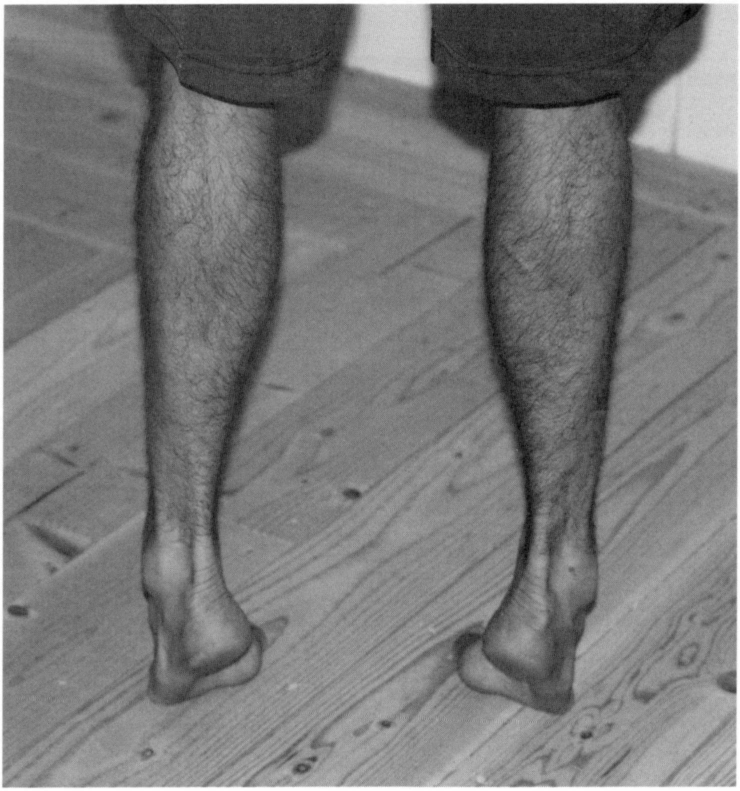

Bewegen sich deine Knöchel voneinander weg, wenn du dich auf die Zehenspitzen stellst? Rollt sich der Fuß irgendwie zur Seite? Nähern sich vielleicht die Fersen?

Diese Art des »Wadenhebens« entspricht nicht der Plantarflexion/Dorsiflexion, die die Wadenmuskeln eigentlich ausführen sollen. Ich weiß nicht, wie du es siehst, aber wenn ich einen Fahrstuhl nehme, möchte ich geradeaus nach oben, nicht seitwärts oder im Kreis herum. Und je schräger sich deine Waden beim Wadenheben benehmen, desto schräger bewegen sich auch deine Füße und Unterschenkel beim Gehen.

Diese Übung ist hervorragend dazu geeignet, die unterbeschäftigte Waden- und Fußmuskulatur zu isolieren und eine besser gestützte, geländegängigere Gehweise zu entwickeln.

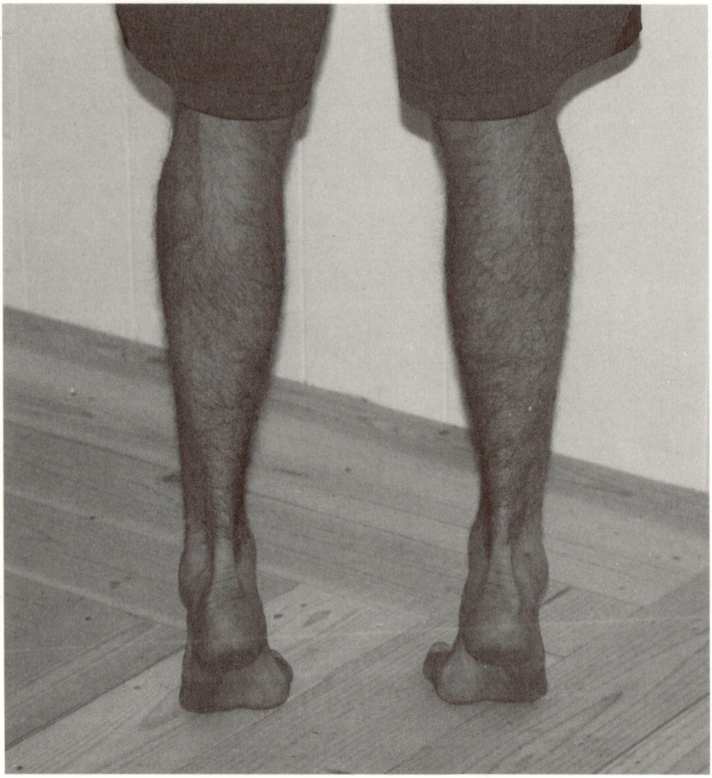

Man steht vor einem Spiegel, richtet die Füße geradeaus und stellt sie hüftbreit auseinander. Dann drückt man Fußballen und Zehen gegen den Boden und hebt die Fersen langsam vom Boden, ohne das Becken nach vorne zu schieben. (Das Becken nach vorne zu schieben ist ein netter Trick, um mit Schwung hochzukommen statt mit den Wadenmuskeln.) Beim Heben und Senken lässt man die Fußgelenke gerade – stell dir eine Achse vor, die durch beide

Sprunggelenke verläuft und ihre Stellung zueinander und zum Boden fixiert. Der Innenrist bleibt dabei zum Boden gekehrt und der Fußballen hält Bodenkontakt. Das Gewicht lagert nicht auf den Zehen, während der ganzen Übung sollte man sie anheben können.

> Ich hatte immer so zarte Füßchen; sie galten in meiner Familie als Wunder. Ich war auch übertrieben stolz auf sie. Und sie schmerzten und schmerzten, und ich hätte so ziemlich alles Erdenkliche (Sex, Schokolade) für eine Fußmassage gegeben. Als ich Katys Buch *Every Woman's Guide to Foot Pain Relief* las, kaufte ich mir ein Paar ganz flache Schuhe und ein paar Bälle, massierte mit Letzteren ein paar Knoten weg und trug fortan diese … Ballerinas. Und meine Zehen breiteten sich aus. Innerhalb von Monaten entstanden lange, fingerartige Fortsätze an der Stelle, wo zuvor krumme kleine Zehchen gewesen waren. Und was noch wichtiger war; Meine Füße wurden kräftiger und ich konnte längere Zeitabschnitte ohne Schmerzen und Gewackel stehen! Und inzwischen schreite ich mit einem kräftigen Schubs der dicken Zehe voran, das fühlt sich wunderbar und richtig stark an. Meine Füße sind jetzt fast genauso groß wie die meiner Schwester, meiner Mutter und meiner Großmutter. Ich habe haufenweise herrliche kleine Schuhe weggeschmissen und mir stattdessen eine beachtliche Sammlung an Barfußschuhen zugelegt. Manche davon sind sogar hübsch. Dennoch hätte ich gern eine Fußmassage. Falls jemand so nett wäre.
>
> *JUSTINE ARNOT*

Anfangs kann man sich bei dieser Übung noch festhalten, aber irgendwann sollte man den Wadenlift (geradewegs auf und ab) schaffen, ohne sich festzuhalten. Beim Wandern sind auch keine Wand und keine Stuhllehne zur Hand, deshalb sollte man sich nicht die Abhängigkeit von Balancehilfen antrainieren.

Schließlich (wenn beim Wadenlift beide Sprunggelenke stabil sind), sollte man es einbeinig versuchen. Beim Bergaufgehen ist es erforderlich, dass man das Fußgelenk stabil hält, während man den Körper aufwärtsstemmt – Schritt für Schritt. Wer die Fußgelenke nicht so trainiert, dass sie einzeln das Körpergewicht tragen können, ist auf die »sportliche Herausforderung« des Bergaufgehens nur halb vorbereitet.

GEHEN IM GELÄNDE

Die beste Art und Weise, den Fuß-, Knie- und Hüftgelenken eine Zillion Gelenkwinkel zu bescheren, ist das Gehen auf natürlichem, abwechlungsreichem Terrain. Man denke an hügelige Waldwege voller Zweige, Wurzeln und Steine; an einen mit Tierlöchern und Grasknollen übersäten Wiesenhang; an einen felsigen Strand. Du brauchst deinen Körper nur durch die Natur zu bewegen, und schon erfahren deine Füße die Welt genau so, wie es die unserer Urahnen taten. Du wirst nicht auf Anhieb in der Lage sein, eine lange Wanderung in natürlichem Gelände zu unternehmen, aber anfangs reichen fünf oder zehn Minuten abseits des festen Weges, und irgendwann schaffst du es dann stundenlang.

Du findest kein ausgedehntes natürliches Gelände? Lass dich vom urbanen Dschungel nicht einengen; auch in der Stadt findest du Flächen, die *mehr* Abwechslung bieten als der Bürgersteig. Liegt neben der Straße oder dem Gehweg ein Randstreifen aus Gras oder Erde, kannst du dort entlanggehen. Ist alles flach, flach und nochmals flach? Dann spazier einfach zu einem Skate-Platz. Im Ernst! Ich weiß, das klingt merkwürdig, aber schon leichte Bewegungsunterschiede – selbst die schnellen muskulären Reaktionen auf gepflegteste Rasenflächen – können einem unterforderten Körper viel bedeuten.

ENTENFÜSSE

Seit Jahren schreibe ich über auswärtsgestellte Füße und erwähne immer wieder, dass es für die Ausrichtung des Beins als Fortbewegungsorgan (von der Hüfte bis zum Fuß) am besten ist, wenn die

Füße geradeaus zeigen. Nur ist es mit einem simplen Eindrehen der Füße nicht getan, denn nicht alle Auswärtsstellungen haben die gleiche Ursache.

Grundsätzlich gibt es drei Arten, die Füße auswärtszudrehen, wobei man bedenken sollte, dass jede individuelle Auswärtsstellung wahrscheinlich eine Mischung aus allen dreien ist. (Die Nummerierung dient der Übersichtlichkeit und hat keinerlei inhaltliche Bedeutung.)

Auswärtsstellung Nr. 1 entsteht in den Hüftgelenken. In diesem Fall sind die Oberschenkelknochen auswärts- und voneinander weggedreht, und damit auch Unterschenkel und Füße. Von hinten gesehen zeigen die Füße weg von der Längsachse, ebenso wie die Knie. Ober- und Unterschenkel stehen »neutral« zueinander. Wenn das Knie gebeugt wird, bewegt sich der Oberschenkel in Richtung des auswärtszeigenden Fußes. Bei meinem Bruder, der sich gerne als Cowboy sieht, liegt diese spezielle Beinausrichtung vor. Beim Gehen schwingen seine Beine nicht geradeaus, sondern leicht schräg nach vorne.

Auswärtsstellung Nr. 2 kommt aus der unteren Hälfte des Knies. In diesem Fall wenden sich die Unterschenkel von der Längsachse ab, aber die Oberschenkel beugen und strecken sich immer noch auf der Sagittalebene (geradeaus nach vorne und hinten). Dieses Verhältnis zwischen Ober- und Unterschenkel verlagert die Kraftvektoren im Knie und hat zur Folge, dass sich der Oberschenkel beim Beugen des Knies (beim Gehen, besonders treppauf oder treppab, beim Landen aus dem Sprung) auf einer anderen Ebene bewegt als der Unterschenkel. Kein Spaß für die Innenseite des Knies (Meniskus und vorderes Kreuzband).

Wenn bei dieser Auswärtsstellung die Knie gebeugt werden, bewegt sich der Oberschenkel auf einer Ebene, die die Knie zueinanderführt. Von hinten gesehen erkennt man, dass die

Kniekehlen geradeaus zeigen, während die Füße auswärtsgedreht sind. Es handelt sich um klassische X-Beine, auch wenn die Füße manchmal so weit auseinanderstehen, dass sich die Knie nicht berühren.

Auswärtsstellung Nr. 3 sieht praktisch genauso aus wie Nr. 2, allerdings liegt die Auswärtsdrehung des Unterschenkels hier an einer Verdrehung im Knochen selbst. Zwar ist diese Verdrehung »permanenter« als die anderen, aber das ist umso mehr ein Grund, auf das Thema Knochenrobustheit einzugehen – auf die Art, wie die Form eines Knochen von dessen Gebrauch bestimmt wird.

> Nachdem ich vier Wochen lang Minimalschuhe getragen und Katys *Restorative Exercise*™ betrieben hatte, musste ich ein Konzert spielen. Wie üblich wechselte ich kurz vorher von flachen Schuhen in solche mit niedrigen Absätzen und merkte schon nach Sekunden, dass mir die Füße wehtaten, dass ich den Oberkörper nicht auf den Beinen balancieren konnte und dass mein Flötenton deutlich anders klang. Also zog ich die Absatzschuhe aus, spielte in flachen Schuhen und werde nie wieder bei einem Konzert Absätze tragen!
>
> *KELLY MOLLNOW WILSON*

Auch wenn unsere Knochen eine Grundform besitzen, die über das ganze Tierreich hinweg gleichbleibend ist (wer weiß, wie ein menschlicher Oberschenkelknochen aussieht, erkennt auch die Oberschenkelknochen von Vögeln und Tigern), richten sich die Feinheiten des Knochenbaus danach, wie die Knochen im Leben benutzt werden. In *Bewegung liegt in deiner DNA* habe ich Profi-Baseballer als Beispiel herangezogen (auch wenn das gleiche Phänomen bei Volleyballern und Schwimmern auftritt). Bei Profi-Pitchern zeigen Computertomografien, dass die Knochen des Wurfarms leicht in Richtung der Ausholbewegung verdreht sind.

Stell dir die Ausholbewegung eine Baseball-Pitchers vor. Dabei entsteht eine ganze Reihe von »Verdrehungen« – größere in Hüfte und Schulter, kleinere in Ellenbogen und Handgelenk –, die der Werfer alle auf einmal losschnellen lässt, um den entstehenden Drall beim Loslassen auf den Ball zu übertragen. Allerdings ist der Ball nicht das Einzige, was herumgewirbelt wird. Auch die Zellen im Arm des Pitchers werden herumgewirbelt, und durch die sogenannte Mechanotransduktion erhalten die Knochen durch diesen mechanischen Input eine etwas andere Form. Warum ich in einem Buch über Füße von Armen und Baseballspielern rede? Weil auch deine Zellen ständig durch deine Bewegungsweise herumgewirbelt werden und weil du, was deine Gangart angeht, bereits 100 Millionen Schritte in Richtung deiner jetzigen Knochenform gegangen bist.

TIEFENMASSAGE

Körperarbeit dringt in die Tiefen der Muskulatur vor und innerviert sie bis in den letzten Winkel. Tiefenmassagen sind dazu geeignet, aber man kann auch selbst an sich arbeiten. Der folgende Ausschnitt aus Jill Millers unglaublichem Buch Roll dich fit (ja, es lohnt sich, es zu lesen) zeigt, wie.

WADENSTAPEL

Man legt zwei Massagebälle jeglicher Größe auf und unter die Wade, um diese dichte myofasziale Region gleitfähig zu machen. (Die Bilder zeigen verschiedene Stapelvarianten, der Hund ist optional.) Die Bälle beglücken nun gleichzeitig den vorderen Schienbeinmuskel von oben und die Wadenbeinmuskeln von unten. Der Fuß wird dabei angewinkelt, abgewinkelt und gekreiselt, und schließlich werden die Bälle an eine andere Stelle des Unterschenkels verlegt. Stattdessen kann man auch einen Ball unter den Unterschenkel legen und diesen darübergleiten lassen, sodass die Wadenbeinmuskeln der Länge nach durchgekämmt werden. Jedes Bein fünf bis zehn Minuten bearbeiten.

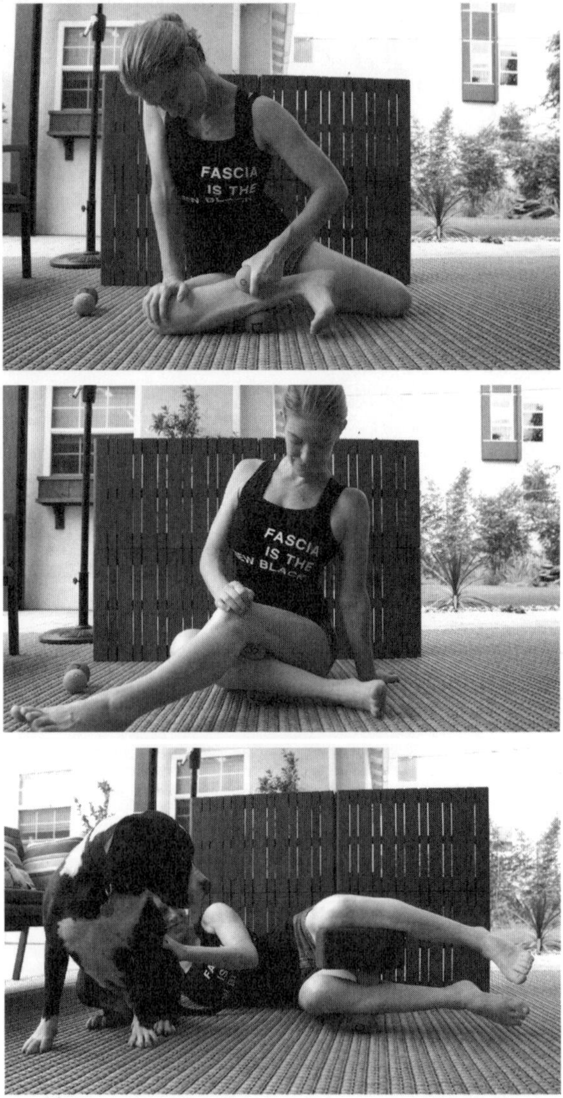

Jill Miller, Autorin von *Roll dich fit*

Torsion bedeutet die Verdrehung eines Gegenstands entlang seiner eigenen Achse, wobei das eine Ende in Gegenrichtung des anderen Endes gedreht wird; *Rotation* bedeutet die Drehung des gesamten Gegenstands um seine Achse.

Auch wenn leichte Torsion ein natürliches Phänomen ist, findet man in Populationen mit anderen Bewegungsgewohnheiten, beispielsweise in Indien oder Japan, deutlich weniger Schienbeintorsion als in westlichen Bevölkerungsgruppen. Die Ursache für diesen Unterschied in der Knochenform wird in den Lasten gesehen, die beim Hocken und Sitzen auf dem Boden auf die Knochen wirken und die bei Europäern weitgehend fehlen. Tatsächlich raten Kinderärzte und Ergotherapeuten dazu, dass Kinder auf bestimmte Weise sitzen sollen (Schneidersitz statt »W-Sitz«), weil die Belastung beim W-Sitz Knochentorsionen herbeiführen kann, besonders in den Ober- und Unterschenkelknochen. Was lernen wir daraus? Dass Lasten (sprich: Bewegungen des ganzen Körpers, das ganze Leben lang) die endgültige Form der Knochen mitbestimmen.

Aber mal angenommen, es gibt keine endgültige Knochenform und die jetzige Form ist das, was du ändern willst. Prima. Was ich mit diesem Abschnitt sagen möchte, ist, dass wir zwar deine Entenfüße korrigieren sollten, dass dieser Prozess jedoch bei jedem Menschen verschieden ist und dass jeder Fortschritt willkommen ist, auch wenn die Verschiebung der Knochenbelastung in winzigen Schritten geschieht.

Auf Seite 59 habe ich dir geraten, bei den Übungen die Füße parallel zu stellen, und das wird dir von Übung zu Übung leichter fallen, aber was die Auswärtsdrehung der Unterschenkel und die Schienbeintorsion angeht, gibt es auch ein paar Verhaltensänderungen, die Fortschritte erleichtern.

Bestimmte Dinge, die wir tun, fördern die Auswärtsdrehung des Unterschenkels, und wer daran etwas ändern will, sollte sich

W-SITZ

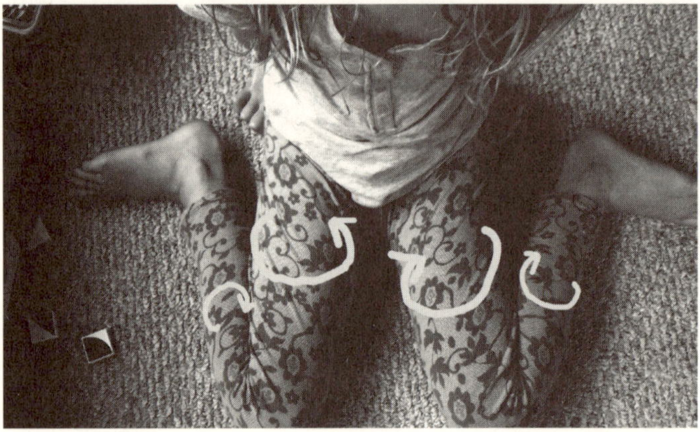

Dies ist ein Bild meiner Nichte im W-Sitz. Anatomisch gesehen entsteht der W-Sitz durch eine erhebliche (manche meinen übermäßige) Einwärtsdrehung des Oberschenkels, gepaart mit einer erheblichen/übermäßigen Auswärtsdrehung des Unterschenkels.

Auch wenn sie auf diesem Bild offensichtlich keinen Baseball schleudert, werden ihre Zellen doch in einer Weise durcheinandergebracht, die letzten Endes durch Knochenmasseverteilung zu einer Auswärtsdrehung irgendwo zwischen Nr. 1 und Nr. 2 führen kann (siehe Seite 105).

Zwar herrscht in der Schulmedizin weitgehend Einigkeit darüber, dass die durch diese Sitzposition erzeugten Lasten »schlecht« seien, aber andererseits wird auch das Argument gebracht: »Alle menschlichen Körperhaltungen sind natürlich, also lasst die W-Sitzer in Ruhe.«

Wie beim Streit um Minimalschuhwerk stimme ich beiden Seiten zu. Grundsätzlich würde ich sagen, dass diese Frage nur dann angegangen werden kann, wenn man die gesamte Bewegung des ganzen Lebens in die Diskussion miteinbezieht. Moderne Menschen verbringen unnatürlich viel Zeit in Schuhen und im Sitzen; die daraus entstehenden »natürlichen« Vorlieben können auch Anpassungen an die Unnatürlichkeit des Körpers sein. In Kombination mit kilometerweitem Gehen und vielerlei anderen Beinbewegungen wäre die Torsionsbelastung der Knochen beim W-Sitz unerheblich, da das breitere Lastprofil andere Anpassungen mit sich brächte. Ich kann letzten Endes nur dazu raten, dass du dir Form und Funktion deines Körpers bewusst machst, eventuelle Probleme berücksichtigst und dein zukünftiges Bewegungsrepertoire von dieser Faktenlage abhängig machst.

bewusst machen, wie die Zellen bei Alltagsbewegungen herumgeschubst werden. Es folgt eine Liste mit Verhaltensweisen, die ich eingestellt habe, als ich merkte, wie sie meinen persönlichen Fortschritt hemmten; womöglich wird dir mit zunehmendem Bewusstsein für deinen alltäglichen Fuß- und Beingebrauch klar, dass du ähnliche Gewohnheiten pflegst.

1. Ich schlage nicht mehr die Beine übereinander. Es ist vollkommen natürlich, in lieb gewonnene Haltungen zurückzufallen – vor der Brust verschränkte Arme, hinter dem Rücken verschränkte Hände, auf ein Bein verlagertes Gewicht, gekrümmte Sitzhaltung –, weil sie bequem sind und kurzfristig Anstrengung sparen. Eine Angewohnheit, die ich supergewissenhaft vermeide (wenn ich denn supergewissenhaft bin), ist das Übereinanderschlagen der Beine. Nach jahrelanger Arbeit an meinem linken Unterschenkel fiel mir, nachdem ich eine Stunde lang Fuß- und Fußgelenksübungen gemacht hatte, auf, dass ich mit überkreuzten Fesseln ein Buch las, womit ich den Unterschenkel in eben jene Stellung brachte, der ich zuvor mühevoll entgegengewirkt hatte. Seitdem nehme ich die Beine immer auseinander, wenn ich merke, dass ich sie übereinandergeschlagen halte.
2. Ich opfere meine Unterschenkel nicht mehr dem Rest meiner Haltung. Los, setz dich mal eben in den Schneidersitz. Nimm, wenn nötig, ein paar Kissen zu Hilfe. Jetzt schau dir mal das unten liegende Bein an. Ist der Fuß spitz? Und liegt er auf der Außenseite? Hast du gemerkt, dass der Unterschenkel ebenfalls auswärtsgedreht ist? Wenn wir mit unserem unnatürlich geformten Körper etwas Natürliches tun, beispielsweise auf dem Boden sitzen, sollten wir bedenken, dass die Art und Weise, wie wir diese natürliche Bewegung ausführen, beeinträchtigt ist. Daher sollten wir nicht nur verspannte Hüften unterpolstern,

sondern vielleicht auch die Fußgelenke, damit eine Übung fürs Hüftgelenk nicht den Unterschenkel in Mitleidenschaft zieht. (Und nebenbei wird dir vielleicht bewusst, dass dein Bein als Ganzes gar nicht so beweglich ist, wie du glaubst!)

3. Ich versaue mir beim Autofahren nicht mehr die Füße. Nicht nur das Schuhwerk bringt die Füße in die Plantarflexion. Achte bei der nächsten Autofahrt auf deine Füße, und du wirst feststellen, dass sie dabei ganz schön häufig abgewinkelt sind. Ändere deine Fußstellung beim Fahren, indem du die Pedale nicht mit spitzen Zehen oder gekralltem Fuß drückst, sondern entspannter bedienst.

Denk dran: Es ist an und für sich nicht falsch, die Zehen auf dem Gaspedal zu verkrampfen, die Beine übereinanderzuschlagen oder den Fuß zu sicheln (wie beim Ballett das Einwärtsdrehen und Auswärtsrollen des Fußes genannt wird); wer allerdings diese Haltungen oft einnimmt, stärkt damit die alte Version des Körpers.

SCHLUSSBEMERKUNG

Was man an den Füßen trägt, betrifft den ganzen Körper und keineswegs nur die Füße. Weil der Körper nicht aus einem Stück, sondern aus Billionen von kleineren Zellkörpern besteht, trägt man die Schuhe, die man anzieht, nie nur mit den Füßen. Man zieht sie also einem aus Billionen von Zellen bestehenden Körper an. Und dementsprechend spürt es auch jede einzelne Zelle des Körpers, wenn man die Schuhe wechselt.

Ich habe Tausenden von Menschen körperbezogenen Unterricht gegeben, und jedesmal fange ich mit den Füßen an. Nicht weil ich einen Fußfetisch habe, sondern weil ich genau wie du unter Zeitdruck stehe. Schön wäre es, wenn sich alle die Zeit nähmen, um herauszufinden, wie der Körper funktioniert, und die gewonnenen Erkenntnisse in eine optimale, ganzkörperliche Bewegungsweise umsetzten, aber ich bleibe realistisch. Wir haben wenig Zeit und müssen bei vielen wichtigen Dingen Prioritäten setzen. Deshalb beginne ich mit den Füßen. Sehr wahrscheinlich ziehst du deinen Füßen fast jeden Tag deines Lebens etwas an. Sollte es nicht etwas sein, in dem sich deine ganze Billion wohlfühlt?

DAS PROGRAMM

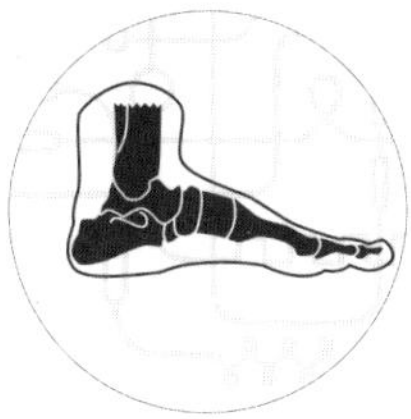

HALTUNG KORRIGIEREN

FÜSSE GERADEAUS

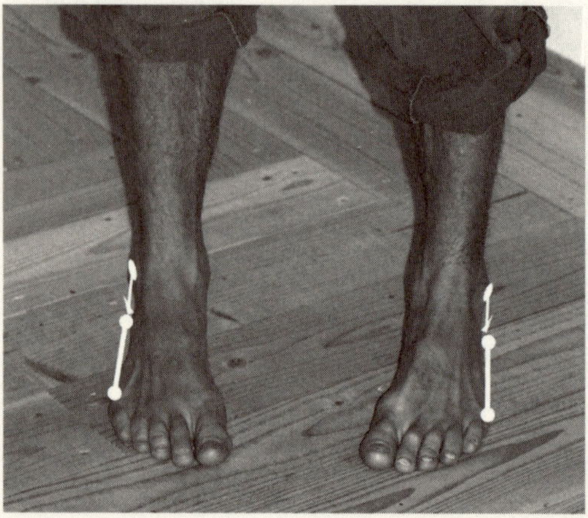

Die beiden Punkte an der Außenseite jedes Fußes so gut, wie es geht, in Parallelstellung bringen.

FÜSSE HÜFTBREIT AUSEINANDER

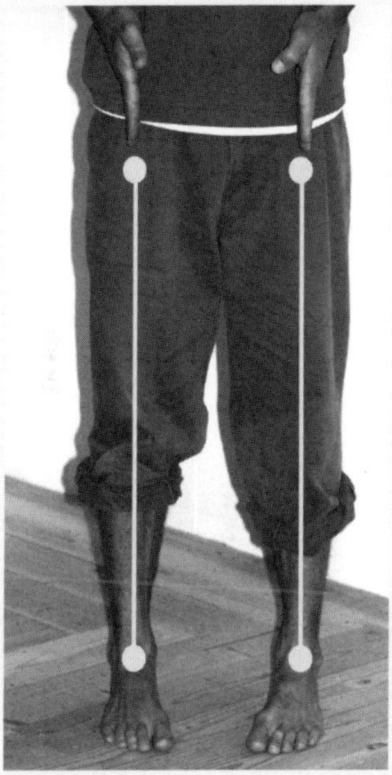

Die Mitte zwischen den Fußknöcheln in eine senkrechte Linie mit den Knochenvorsprüngen an der Vorderseite des Beckens bringen.

BECKEN NACH HINTEN

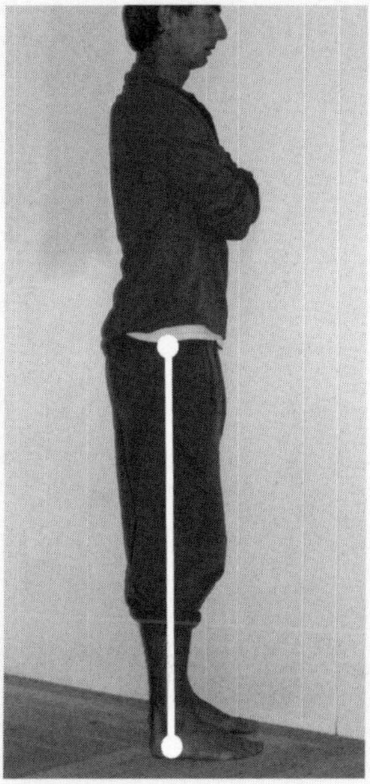

Die Hüften nach hinten schieben, sodass sie direkt oberhalb der Knie und Knöchel sind.

OBERSCHENKEL NEUTRAL

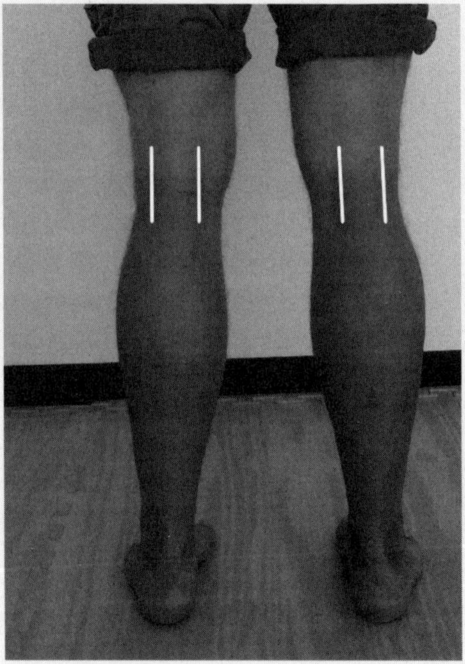

Die bisherigen Haltungsanweisungen beibehalten und die Oberschenkel so drehen, dass die Kniekehlen gerade nach hinten zeigen.

DIE INTRINSISCHE FUSSMUSKULATUR DEHNEN

PASSIVE ZEHENSPREIZUNG

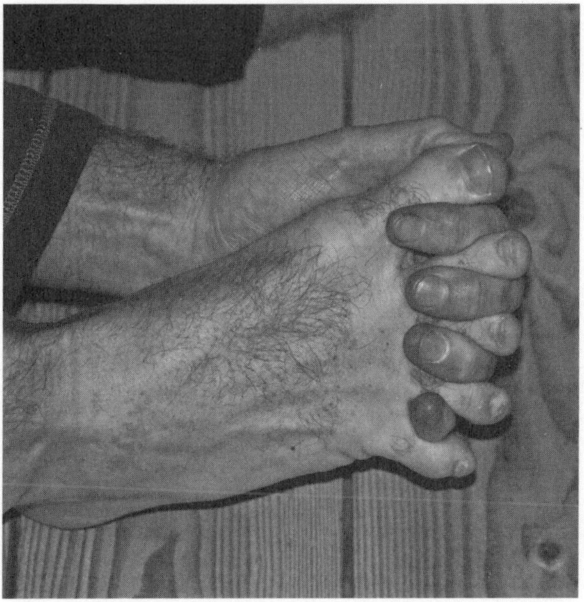

1. Im Sitzen die Fessel des einen Beins quer über das Knie des anderen legen.
2. Mit den Fingern die Zehen sanft auseinanderziehen, sodass sie voneinander weggespreizt werden.
3. Bis zu einer Minute am Stück halten.
4. Außerdem Zehentrenner und Zehentrennersocken ausprobieren.

FUSSKNOCHENMOBILISATION AUF DEM BALL

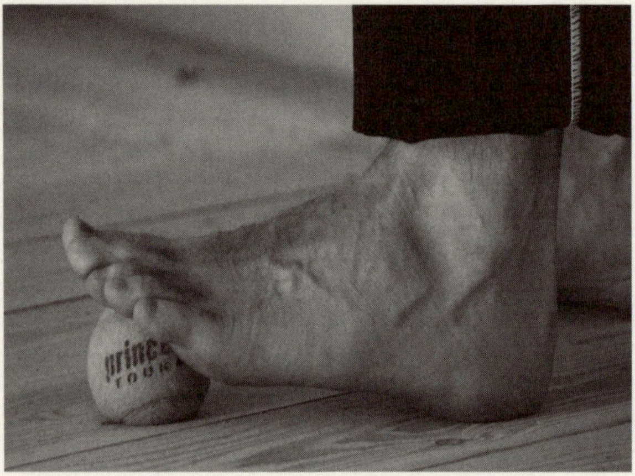

1. Den Fuß mit dem Fußgewölbe auf einen Tennisball oder einen vergleichbar großen und elastischen Ball stellen.
2. Langsam (und wenn nötig im Sitzen) das Gewicht auf den Ball verlagern.
3. Den Fuß vor und zurück und hin und her bewegen (»staubsaugen«), um einzelne Gelenke im Fuß zu bewegen.
4. Bei Gelegenheit mit Bällen unterschiedlicher Größe und Festigkeit experimentieren.

DEHNUNG DES FUSSRÜCKENS

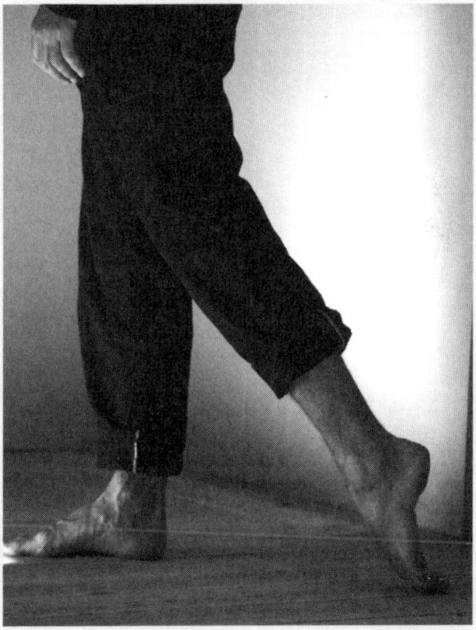

1. Auf dem rechten Bein stehend den linken Fuß mit nach hinten gebogenen Zehen hinter sich strecken und die Zehen auf dem Boden ablegen.
2. Wer sich weit nach vorne lehnt, sollte das linke Bein lieber nicht ganz so weit nach hinten strecken.
3. Das Becken über das Standbein und den Oberkörper über die Hüften bringen.
4. Ziel ist, diese Dehnung eine Minute lang zu halten. Bei Krämpfen lieber unterbrechen.

DIE EXTRINSISCHE FUSSMUSKULATUR DEHNEN

WADENDEHNUNG – GASTROCNEMIUS

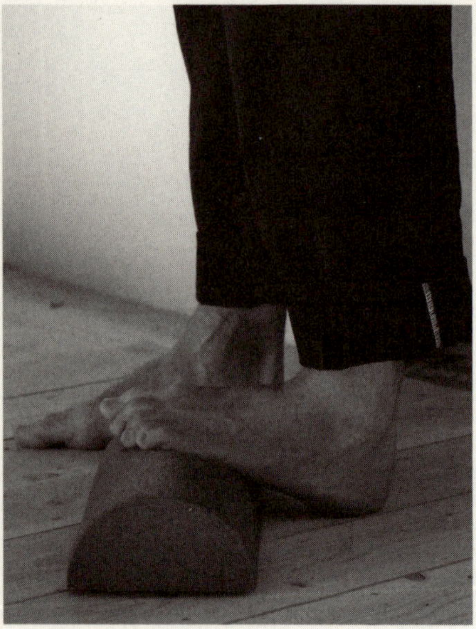

1. Den linken Fußballen auf die Kuppe einer halbzylinderförmigen Schaumstoffrolle oder auf ein zusammengerolltes Handtuch setzen, die Ferse auf den Boden sinken lassen und das Knie strecken.
2. Dann den rechten Fuß ein Stück nach vorne bringen.
3. Wer den rechten Fuß nicht vor den linken setzen kann, macht nur einen kleineren Schritt vorwärts.
4. Das Körpergewicht bleibt dabei senkrecht über der Ferse des Fußes, der weiter hinten ist.
5. Die Dehnung eine Minute halten, dann Seitenwechsel; jede Seite dreimal dehnen.

WADENDEHNUNG – SOLEUS

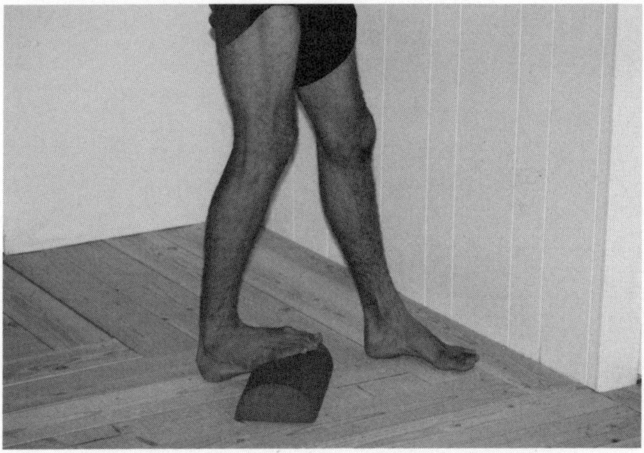

1. Die gleiche Haltung wie bei der Gastrocnemius-Dehnung einnehmen und die Knie beugen, während die Fersen am Boden bleiben.
2. Die Dehnung eine Minute halten, dann Seitenwechsel; genauso oft üben wie die Gastrocnemius-Dehnung.

DOPPELTE WADENDEHNUNG

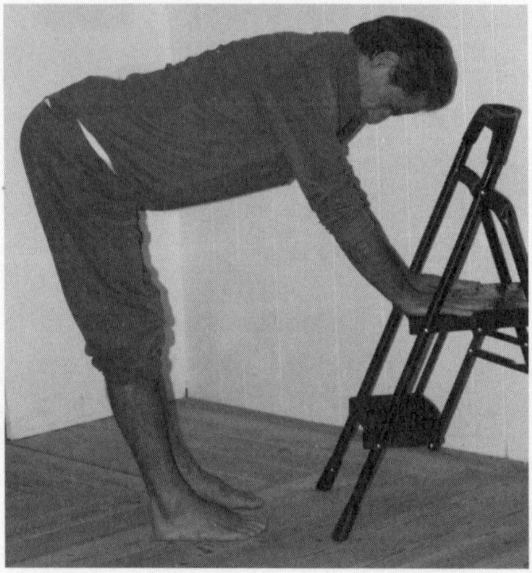

1. Frontal vor einen Stuhl stellen. Mit hüftbreit auseinanderstehenden Füßen, gestreckten Knien und nach vorne zeigenden Fußspitzen das Becken kippen, bis die Hände auf dem Stuhl zum Liegen kommen.
2. Wer den Stuhl nicht erreicht, ohne die Knie zu beugen oder den Rücken rund zu machen, erhöht die Sitzfläche oder stellt sich vor einen Tisch oder Tresen.
3. Sobald die Hände abgelegt sind, die Wirbelsäule nach unten sinken lassen und das Steißbein in die Höhe heben.
4. Dabei nicht den Brustkorb nach unten drücken oder ins Hohlkreuz gehen – einfach die Wirbelsäule bewusst entspannen und möglichst weit sinken lassen.
5. Die Dehnung bis zu einer Minute lang halten und mehrmals täglich wiederholen.

DEHNUNG MIT GURT

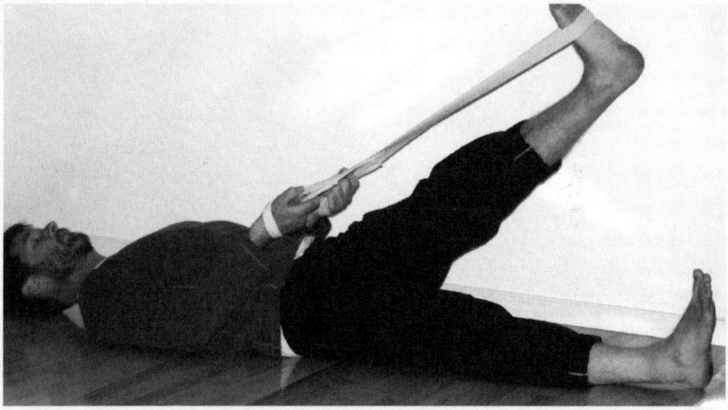

1. In Rückenlage einen Gurt oder Gürtel quer über den linken Fußballen legen.
2. Dann das linke Bein in die Höhe recken und das rechte Bein strecken, bis die rechte Oberschenkelrückseite den Boden berührt.
3. Damit der Oberschenkel den Boden berührt, muss eventuell das linke Bein etwas niedriger gehalten werden. Beide Beine gestreckt lassen.
4. Das Gewicht des linken Beins nur mit den Armen halten – das Bein wird völlig entspannt. Den Fuß heranziehen – mithilfe des Bandes, nicht mit den Muskeln am Schienbein.
5. Das Fußgelenk angewinkelt lassen und das linke Bein in kleinen Schritten in die Höhe heben, ohne den rechten Oberschenkel vom Boden zu lösen. Dann Seitenwechsel.

TAUCHERANZUG

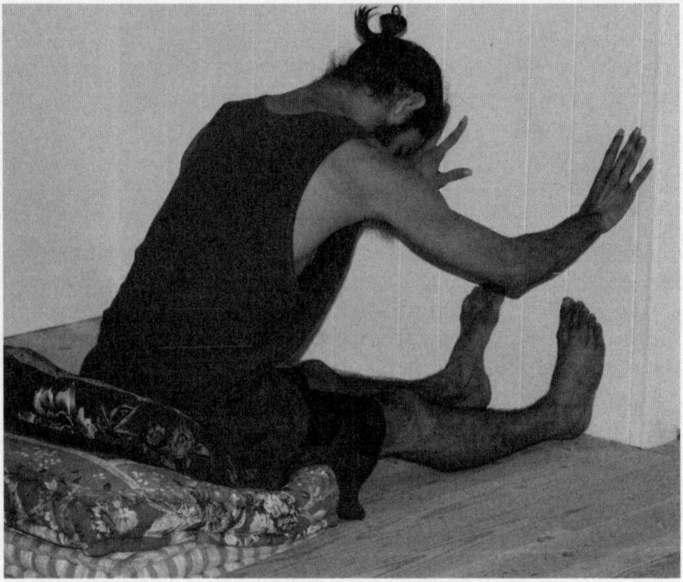

1. Auf dem Boden sitzend die Füße mit gestreckten Beinen flach gegen eine Wand pressen.
2. Den Oberkörper nach vorne krümmen, das Becken nach vorne kippen und den Brustkorb auf die Beine sinken lassen.
3. Den Hals vollkommen entspannen und den Kopf hängen lassen.

DIE INTRINSISCHE FUSSMUSKULATUR KRÄFTIGEN

AKTIVE ZEHENSPREIZUNG

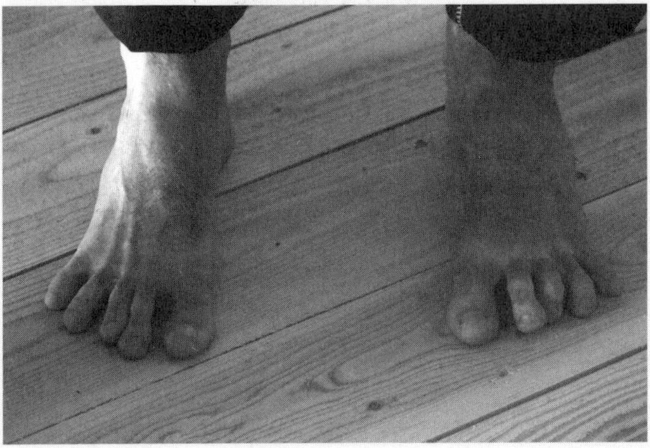

1. Die Füße stehen schulterbreit auseinander und zeigen geradeaus, das Gewicht liegt auf den Fersen.
2. Die Zehen so weit auseinanderspreizen, wie es geht, wobei die Zehen flach auf dem Boden bleiben.
3. Mehrmals am Tag wiederholen (dazu dürfen die Schuhe nicht zu eng sein).

ZEHENHEBEN

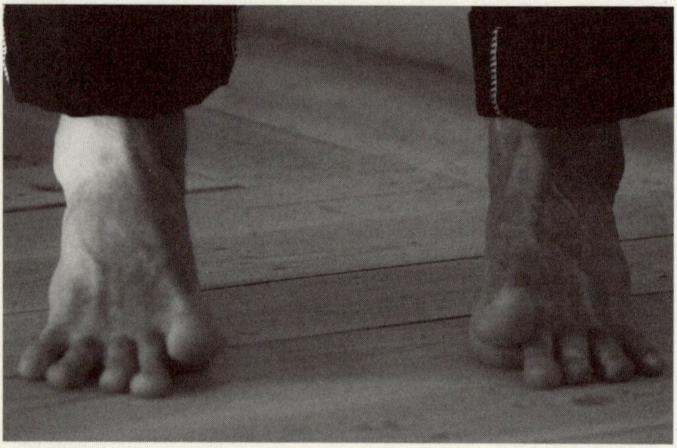

1. In der gleichen Standposition wie bei der vorigen Übung die großen Zehen anheben.
2. Jeden großen Zeh möglichst gerade nach oben heben und nicht schräg in Richtung des kleinen Zehs.
3. Bei beiden Füßen zuerst den großen Zeh und dann den zweiten Zeh heben, ohne dabei die Fußballen vom Boden zu lösen. Dann den dritten, vierten und fünften Zeh.
4. Anschließend alle Zehen der Reihe nach wieder zu Boden lassen.

DIE EXTRINSISCHE FUSSMUSKULATUR KRÄFTIGEN

EINBEINIGE BALANCE

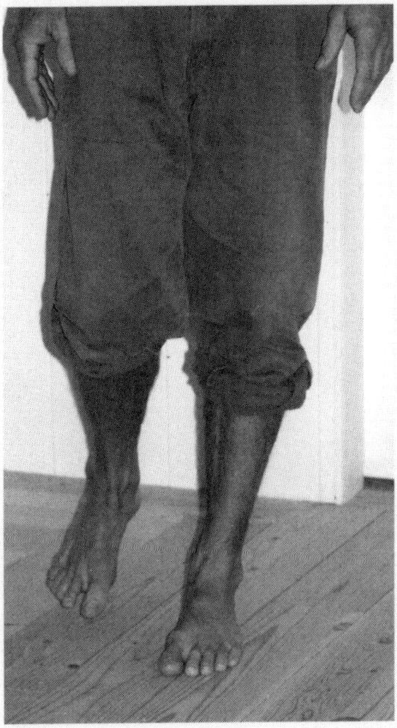

1. Barfuß mit gestrecktem Knie auf dem linken Bein stehen und das rechte Knie beugen, sodass sich der rechte Fuß ein wenig vom Boden hebt.
2. Das Sprunggelenk bleibt stabil, die Armen sind angelegt, der Fuß zeigt geradeaus. (Für Fortgeschrittene: Kniekehlen zeigen nach hinten).
3. Auf jeder Seite dreimal bis zu einer Minute lang halten.

HANDTUCH-BALANCE

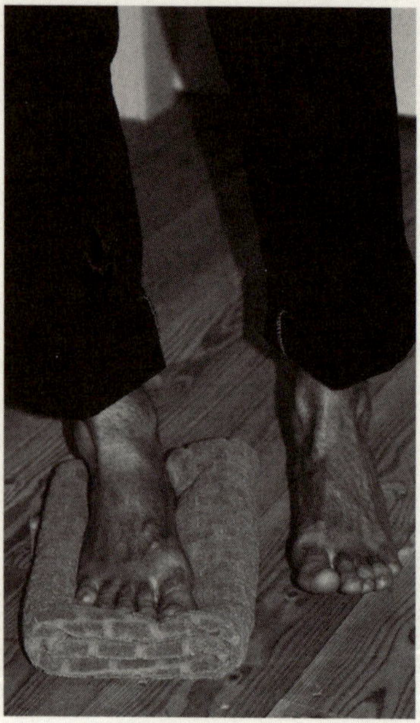

1. Die einbeinige Balance auf einem gefalteten Handtuch ausführen.
2. Bis zu einer Minute lang halten, dann Seitenwechsel.

BECKENNEIGEN

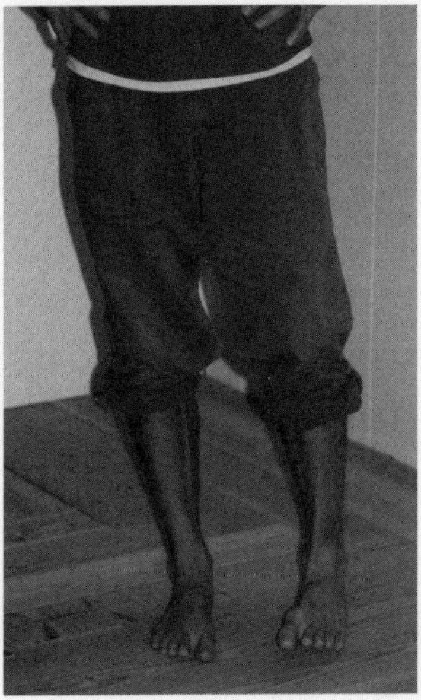

1. In neutralem Stand – Füße geradeaus und hüftbreit auseinander, Gewicht auf der Ferse – die rechte Hand auf die Hüfte legen und die rechte Seite des Beckens nach unten ziehen. Dadurch wird die linke Seite angehoben, sodass sich der linke Fuß vom Boden löst.
2. Keines der Knie wird bei dieser Übung gebeugt.
3. Bis zu ciner Minute lang halten, dann Seitenwechsel.

BECKENNEIGEN VERSCHÄRFT

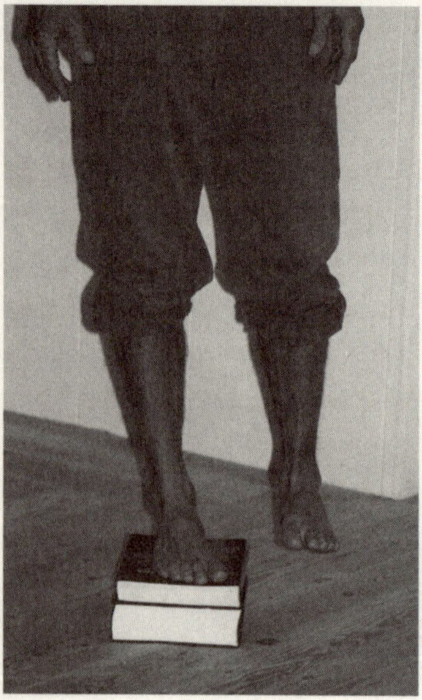

1. Die Übung auf einem Telefonbuch oder einem Yogablock stehend ausführen, sodass das freie Bein über dem Boden schwebt.
2. Insgesamt bis zu sechs Minuten halten, nach jeder Minute Seitenwechsel.

BECKENNEIGEN NOCH MAL VERSCHÄRFT

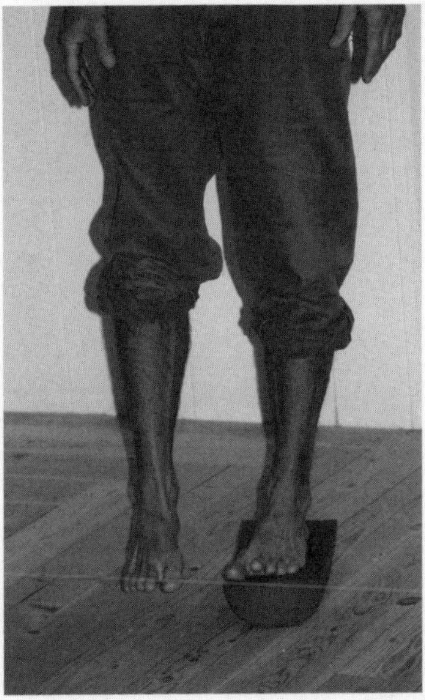

1. Gleiches Verfahren wie beim verschärften Beckenneigen, nur auf einer halben Schaumstoffrolle.
2. Auf die Neutralstellung der Kniekehlen achten.
3. Insgesamt bis zu sechs Minuten halten, nach jeder Minute Seitenwechsel.
4. Mit der Zeit sollten sich die bei der Übung arbeitenden Muskeln auch beim Gehen aktivieren.

KRÄFTIGER GEHEN

GEHEN AUF STEINEN

1. Zunächst in Minimalschuhwerk (dann auf Socken und schließlich, mit zunehmender Gewöhnung, barfuß) auf Steinen oder einer Kieselmatte stehen.
2. Langsam zum Gehen auf diesen Oberflächen übergehen.

GEHEN AUF KISSEN

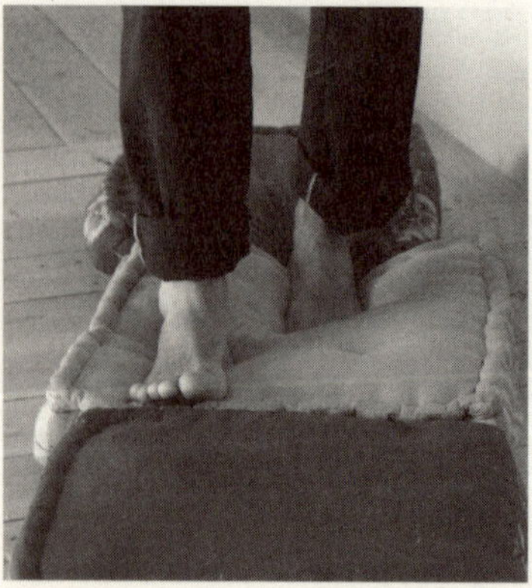

1. Auf dem Boden eine »Strecke« aus Kissen und Polstern bauen.
2. Auf den Kissen hin- und hergehen.

GEHEN IM GELÄNDE

Zunächst nur kurz abseits des festen Weges gehen, später dann stundenlang.

WADENLIFT

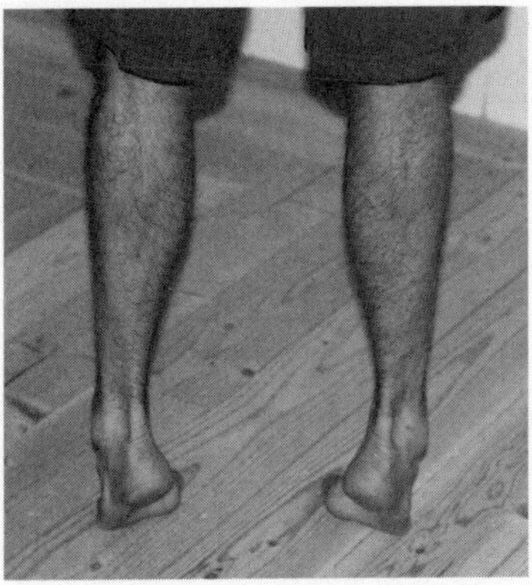 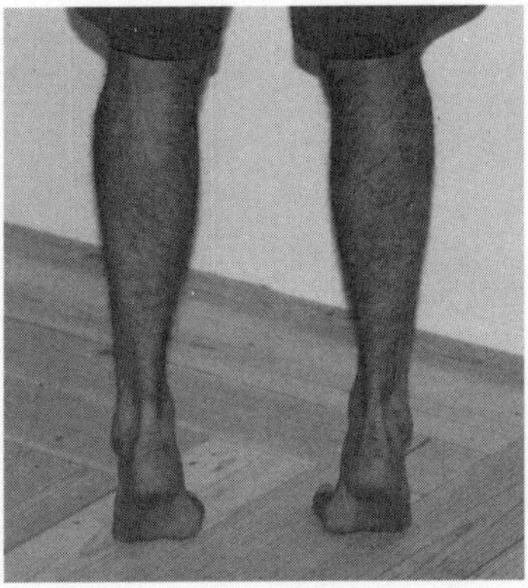

1. Mit geradeaus zeigenden und hüftbreit auseinandergestellten Füßen stehen.
2. Die Fußballen gegen den Boden drücken.
3. Die Fersen langsam vom Boden heben, ohne das Becken zu sehr nach vorne zu schieben.
4. Die Fußgelenke gerade halten (nicht nach außen ausweichen lassen wie auf dem linken Bild) und die Fußballen weiterhin gegen den Boden drücken.
5. Die Zehen sollte man während der ganzen Übung anheben können.
6. Fersen bis zu zwanzigmal heben und senken. Mehrmals täglich üben (es sei denn, man geht viel bergauf, dann übt man nämlich »im echten Leben«).
7. Fortgeschrittene üben den Wadenlift einbeinig.

ANHANG

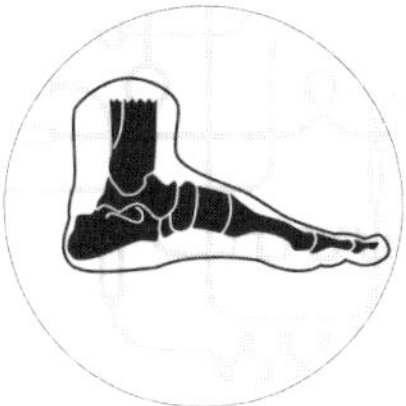

PRODUKTE FÜR BESSERE FUSSBEWEGLICHKEIT

Zehenspreizer und Spreizsocken im Vergleich
strawpoll.de/zehenspreizer

Massagebälle
www.perform-better.de/Jill-Miller

Roll dich fit von Jill Miller
www.rollmodel.de

INFORMATIONEN ZUM BARFUSSGEHEN

www.barfuss.net
www.toesalad.com

MINIMALSCHUHE SELBER MACHEN

Flipflops mit wechselbaren Fersenriemen
www.makeit-loveit.com

Flipflops mit Riemen
www.deliacreates.com

Mokkasin
www.paleoplanet69529.yuku.com

»How to Make Minimalist Running/Climbing Shoes At Home«
www.youtube.com

Tipps zum Minimalschuhkauf

Die Minimalschuhe auf der folgenden Liste habe ich teils selber getragen, teils wurden sie von Verwandten und Bekannten oder von Lesern und Leserinnen benutzt und empfohlen.

Von allen Kriterien, die einen Minimalschuh ausmachen, ist Absatzfreiheit am ehesten zu finden. Zwar bieten Minimalschuhe tendenziell mehr Zehenraum als herkömmliche Schuhe, aber viele sogenannte Barfußschuhe sind dennoch recht eng in Bezug auf den Platz, den gesunde Zehen früher oder später einfordern.

Eine gute Methode, um die richtige Schuhbreite herauszufinden, ist, den Umriss des nackten Fußes – mit gespreizten Zehen – auf einem Blatt Papier nachzuzeichnen und dann einen möglichen Schuh auf den Umriss zu stellen, damit du die Breiten vergleichen kannst. Auf diese Weise erkennst du, wo und wie der Schuh die Zehenspreizung womöglich einschränkt.

Bei der Schuhauswahl ist auch zu bedenken, dass Schuhgrößen nicht so standardisiert sind, wie es scheint. Du musst viele Schuhe anprobieren, um dir über deine Bedürfnisse wirklich klar zu werden. Und behalte im Hinterkopf, dass die Ausgleichsübungen und Haltungskorrekturen die Form und Größe deiner Füße mit der Zeit ändern werden. Was diese Woche noch bequem ist, passt in einem Jahr vielleicht nicht mehr.

Noch ein prima Tipp zum Schuhkauf: Wenn du Schuhe zum Gehen oder Laufen kaufst, probierst du sie am besten nach dem Gehen oder Laufen an oder am Ende des Tages, wenn die Füße am größten sind. Und wenn sich ein Schuh beim Anprobieren nicht gut anfühlt, brauchst du ein anderes Modell oder eine andere Größe. Wirklich bequeme Schuhe zu suchen und zu finden spart dir langfristig Zeit, Geld und Schmerzen.

Da ständig neue Firmen aus dem Boden sprießen, ist diese Liste keineswegs vollständig.

ADRESSEN ZUM MINIMALSCHUHKAUF

Test und Vergleich

www.barfuss-schuhe.org
www.minimalschuhe.de
www.toesalad.com (englisch)

Shops

www4tler.at/schuhe
www.barfusslaufen.com
www.freizehn.de (Kinder)
www.voycontigo.de

Minimalschuh-Marken

www.bedrocksandals.eu
www.feelmax.fi/de
www.joe-nimble.com
www.leguano.eu
www.lunasandals.eu
www.mad-hq.com/toesox
www.senmotic-shoes.eu
www.sole-runner.com
www.vibramfivefingers.com
www.vivobarefoot.de
www.zaqq.de

Marken, die auch Minimalschuhe anbieten

www.blowfishshoes.com (Damen)
www.camper.com/de_DE (die »Peu«-Serie)
www.keenfootwear.com (Sandale »Clearwater«)
www.merrell.com (Sportschuhe)
www.newbalance.com (Sportschuhe »Minimus«)
www.shoptoms.de (»Nepal Boots« oder »Tribal Boots« für Damen)

www.stonzwear.com (Überschuhe für Kinder)
www.teva.com (Sandalen)

Tipp vom Übersetzer: DDR-Kletterschuhe
www.pantoffelmann.de/Tramper

US-Firmen mit internationalem Versand
www.bellevilleboot.com (Militärstiefel »Mini Mil«)
www.shammasandals.com
www.tieks.com (Ballerinas)
www.barebottomshoes.com
www.fitinclouds.com
www.kigofootwear.com
www.kurufootwear.com
www.lemsshoes.com
www.otzshoes.com
www.skorarunning.com
www.sockwa.com
www.softstarshoes.com
www.unshoesusa.com
www.xeroshoes.com

BIBLIOGRAFIE UND LESEEMPFEHLUNGEN

Arnadottir, S., und V. Mercer, 2000: Effects of footwear on measurements of balance and gait in women between the ages of 65 and 93 years. *Physical Therapy* 80 (1), S. 17–27.

Barnett, C., 1962: The normal orientation of the human hallux and the effect of footwear. *Journal of Anatomy* 96 (4), S. 489–94.1.

Barnicot, N. A., 1955: The position of the hallux in West Africans. *Journal of Anatomy* 89 (3), S. 355–361.

Bendix, T., S. Sorensen und K. Klausen, 1984: Lumbar curve, trunk muscles and line of gravity with different heel heights. *Spine* 9 (2), S. 223–227.

Bergmann, G., H. Kniggendorf, F. Graichen und A. Rohlmann, 1995: Influence of shoes and heel strike on the loading of the hip joint. *Journal of Biomechanics* 28 (7), S. 817–827.

Birn-Jeffery, A. V. und T. E. Higham, 2014: The scaling of uphill and downhill locomotion in legged animals. *Integrative and Comparative Biology.* [Epub vor Drucklegung]

Carl, T., S. Barrett, 2008: Computerized analysis of plantar pressure variation in flip-flops, athletic shoes and bare feet. *Journal of the American Podiatric Medical Association* 98 (5), S. 374–378.

Carpenter, K. J., 2012: The discovery of vitamin C. *Annals of Nutrition and Metabolism* 61 (3), S. 259–264.

Chevalier, Gaétan, S. T. Sinatra, J. L. Oschman, K. Sokal und P. Sokal, 2012: Earthing: health implications of reconnecting the human body to the Earth's surface electrons. *Journal of Environmental and Public Health*, Article ID 291541, S. 1–8.

Cho, N. H., S. Kim, D. J. Kwon und H. A. Kim, 2009: The prevalence of hallux valgus and its association with foot pain and function in a rural Korean community. *Journal of Bone and Joint Surgery,* British Volume 91 (4), S. 494–498.

Crockett, H., B. Gross, K. Wilk, M. Schwartz, J. Reed, J. O'Mara und J. Andrews, 2000: Osseous adaptation and range of motion at the gleno-humeral joint in professional baseball. *The American Journal of Sports Medicine* 30 (1), S. 20–26.

Csapo, R., C. Maganaris, O. Seynnes und M. Narici, 2010: On muscle, tendon and high heels. *Journal of Experimental Biology* 213, S. 2582–2588.

Daoût, K., T. Pataky, D. De Clercq und P. Aerts, 2009: The effects of habitual footwear use: foot shape and function in native barefoot walkers. *Footwear Science* 1 (2), S. 81–94.

Dawson, J., M. Thorogood, S. Marks, E. Juszczak, C. Dodd, G. Lavis und R. Fitzpatrick, 2002: The prevalence of foot problems in older women: a cause for concern. *Journal of Public Health* 24 (2), S. 77–84.

de Lateur, B., R. Giaconi, K. Questad, M. Ko und J. Lehmann, 1991: Footwear and posture: compensatory strategies for heel height. *American Journal of Physical Medicine Rehabilitation* 70 (5), S. 246–254.

De Wit, B., D. De Clercq und P. Aerts, 2000: Biomechanicalanalysis of the stance phase during barefoot and shod running. *Journal of Biomechanics* 33 (3), S. 269–278.

Eisenhardt, J., D. Cook, I. Pregler und H. Foehl, 1996: Changes in temporal gait characteristics and pressure distribution for bare feet versus various heel heights. *Gait and Posture* 4 (4), S. 280–286.

Esenyel, M., K. Walsh, J. Walden, A. Gitter, 2003: Kinetics of high-heeled gait. *Journal of the American Podiatric Medical Association* 93 (1), S. 27–32.

Fanchiang, Hsin-chen, und Geil, Mark D, 2014: The effects of walking surface and vibration on the gait pattern and vibration perception threshold of typically developing children and children with idiopathic toe walking. Dissertation, Georgia State University.

Frey, C., F. Thompson, J. Smith, M. Sanders und H. Horstman, 1993: American Orthopedic Foot and Ankle Society women's shoe survey. *Foot and Ankle* 14 (2), S. 78–81.

Fulkerson, J., E. Arendt, L. Griffin, J. Garrick, 2002: Anterior knee pain in females. *Clinical Orthopedics & Related Research* 372 (March), S. 69–73.

Gabell, A., M. Simons, U. Nayak, 1985: Falls in the healthy elderly: predisposing causes. *Ergonomics* 28 (7), S. 965–75.

Gefen, A., M. Megido-Ravid, Y. Itzchak und M. Arcan, 2001: Analysis of muscular fatigue and foot stability during high-heeled gait. *Gait and Posture* 15 (1), S. 56–63.

Giuliani, Jeffrey, B. Masini, C. Alitz und B. D. Owens, 2011: Barefoot-simulating footwear associated with metatarsal stress injury in two runners. *Healio Orthopedics* 34 (7), S. e320–e323).

Gottschalk F., J. Sallis, P. Beighton und L. Solomon, 1980: A comparison of the prevalence of hallux valgus in three South African populations. *South African Medical Journal* 57 (10), S. 355–357.

Hill, C., T. Gill, H. Menz und A. Taylor, 2008: Prevalence and correlates of foot pain in a population-based study: the North West Adelaide health study. *Journal of Foot and Ankle Research*, 28. Juli 2008.

Jenkins, D. W., und D. J. Cauthon, 2011: Barefoot running claims and controversies. *Journal of the American Podiatric Medical Association* 101 (3), S. 231–246.

Kerrigan, D., J. Johansson, M. Bryant, J. Boxer, U. Croce und P. Riley, 2005: Moderate-heeled shoes and knee joint torques relevant to the development and progression of knee osteoarthritis. *Physical Medicine and Rehabilitation* 86 (5), S. 871–875.

Kerrigan, D., J. Lelas und M. Karvosky, 2001: Women's shoes and knee osteoarthritis. *The Lancet* 357 (9262), S. 1097–1098.

Kerrigan, D., M. Todd und P. Riley, 1998: Knee osteoarthritis and high-heeled shoes. *The Lancet* 351 (9113), S. 1399–1401.

Kirby, K. A., 2001: Subtalar joint axis location and rotational equilibrium theory of foot function. *Journal of the American Podiatric Medical Association* 91 (9), S. 465–487.

Lee, C., E. Jeong und A. Freivalds, 2001: Biomechanical effects of wearing high-heeled shoes. *International Journal of Industrial Ergonomics* 28 (6), S. 321–326.

Lieberman, Daniel E., M. Venkadesan, W. A. Werbel, A. I. Daoud, S. D'Andrea, I.S. Davis, R. Ojiambo Mang'Eni & Y. Pitsiladis, 2010: Foot strike patterns and collision forces in habitually barefoot versus shod runners. *Nature* 463, S. 531–535.

Maclennan, R., 1966: Prevalence of hallux valgus in a neolithic New Guinea population. *The Lancet* 287 (7452), S. 1398–1400.

Martin, R. Bruce, David B. Burr und Neil A. Sharkey, 1998: *Skeletal Tissue Mechanics.* New York: Springer-Verlag.

McBride I., U. Wyss, T. Cooke, L. Murphy, J. Phillips und S. Olney, 1991: First metatarsophalangeal joint reaction forces during high-heel gait. *Foot and Ankle* 11 (5), S. 282–288.

Menz, H. B., und M. E. Morris, 2005: Footwear characteristics and foot problems in older people. *Gerontology* 51 (5), S. 346–51.

Menz, H. B., A. Tiedemann, M. M. Kwan, K. Plumb und S. R. Lord, 2007: Foot pain in community-dwelling older people: an evaluation of the Manchester Foot Pain and Disability Index. *Rheumatology* (Oxford) 46 (2), S. 375.

Morgan, Christopher, 2008: Reconstructing prehistoric hunter-gatherer foraging radii: a case study from California's southern Sierra Nevada. *Journal of Archaeological Science* 35 (2), S. 247–258.

Mullaji A. B., A. K. Sharma, S. V. Marawar, A. F. Kohli, 2008: Tibialtorsion in non-arthritic Indian adults: A computer tomography study of 100 limbs. *Indian Journal of Orthopaedics* 42 (3), S. 309–313.

Nigg, B., 2001: The role of impact forces and foot pronation: a new paradigm. *Clinical Journal of Sports Medicine* 11 (1), S. 2–9.

Nix, S., M. Smith und B. Vicenzino, 2010: Prevalence of hallux valgus in the general population: a systematic review andmeta-analysis. *Journal of Foot and Ankle Research* 3, S. 21.

Nurse, M. A., et al, 2005: Changing the texture of footwear can alter gait patterns. *Journal of Electromyography and Kinesiology* 15 (5), S. 496–506.

Raichlen, D. A., B. M. Wood, A. D. Gordon, A. Z. Mabulla, F. W. Marlowe und H. Pontzer, 2014: Evidence of Levy walk foraging patterns in human hunter-gatherers. *Proceedings of the National Academy of Sciences* 111 (2), S. 728–733.

Rao, U., und B. Joseph, 1992: The influence of footwear on the prevalence of flat foot. A survey of 2300 children. *The Journal of Bone and Joint Surgery* 74 (4), S. 525–527.

Ridge, Sarah T., A. Wayne Johnson, Ulrike H. Mitchell, Iain Hunter, Eric Robinson, Brent S. E. Rich, Stephen Douglas Brown. 2013: Foot bone marrow edema after 10-week transition to minimalist running shoes. *Medicine & Science in Sports & Exercise* 45 (7), S. 1363–1368.

Rixe, Jeffrey A., R. A. Gallo, M. L. Silvis, 2012: The barefoot debate: can minimalist shoes reduce running-related injuries? *Current Sports Medicine Report* 11 (3), S. 160–165.

Robbins, S., und A. Hanna, 1987: Running-related injury prevention through barefoot adaptations. *Medicine and Science in Sports and Exercise* 19 (2), S. 148–156.

Robbins, S., G. Gouw und A. Hanna, 1989: Running-related injury prevention through innate impact-moderating behavior. *Medicine and Science in Sports and Exercise* 21 (2), S. 130–139.

Rome, K., D. Hancock und D. Poratt, 2008: Barefoot running and walking: the pros and cons based on current evidence. *The New Zealand Medical Journal* 121 (1272).

Rossi, William A., 1999: Why shoes make ›normal‹ gait impossible. *Podiatry Management* (März), S. 50–61.

Rossi, W., 2001: Footwear: the primary cause of foot disorders. A continuation of the scientific review of the failings of modern shoes. *Podiatry Management* (Februar), S. 129–138.

Shaw, C. N., und Stock, J. T, 2009: Habitual throwing and swimming correspond with upper limb diaphyseal strength and shape in modern human athletes. *American Journal of Physical Anthropology* 140 (1), S. 160–172.

Sherrington, C., und H. Menz, 2002: An evaluation of footwear worn at the time of fall-related hip fracture. *Age and Aging* 32 (3), S. 310–314.

Shroyer, J., und W. Weimar, 2010: Comparative analysis of human gait while wearing thong-style flip-flops versus sneakers. *Journal of the American Podiatric Medical Association* 100 (4), S. 251–257.

Shull, P. B., R. Shultz, A. Slider, J. L. Dragoo, T. F. Besier und S. L. Delp, 2013: Toe-in gait reduces the first peak knee adduction moment in patients with medial compartment knee osteoarthritis. *Journal of Biomechanics* 46 (1), S. 122–128.

Sládek, V., M. Berner, R. Sailer, 2006: Mobility in Central European Late Eneolithic and Early Bronze Age: Tibial Cross-sectional Geometry. *Journal of Archaeological Science* 33 (4), S. 470–482.

Tscharner, V. von, B. Goepfert und B. Nigg, 2003: Changes in EMG signals for the muscle tibialis anterior while running bare-foot or with shoes resolved by non-linearly scaled wavelets. *Journal of Biomechanics* 36 (8), S. 1169–1176.

Venkataraman, V. V., T. S. Kraft, J. M. Desilva und N. J. Dominy, 2013: Phenotypic plasticity of climbing-related traits in the ankle joint of great apes and rainforest hunter-gatherers. *Human Biology* 85 (1–3), S. 309–328.

Venkataraman, V. V., T. S. Kraft und N. J. Dominy, 2013: Tree climbing and human evolution. *Proceedings of the National Academy of Sciences of the United States of America* 110 (4), S. 1237–1242.

Villamin, C. A. C., und J. F. C. Syquia, 2012: Tibial torsion among Filipinos: a cavaderic study. *Malaysian Orthopedic Journal* 6 (3), S. 27–30.

Vormittag, K., R. Calonje und W. W. Briner, 2009: Foot and ankle injuries in the barefoot sport. *Current Sports Medicine Reports* 8 (5), S. 262–266.

Weist, Roger, E. Eils, D. Rosenbaum, 2004: The influence of muscle fatigue on electromyogram and plantar pressure patterns as an explanation for the incidence of metatarsal stress fractures. *American Journal of Sports Medicine* 32 (8), S. 1893–1898.

Willems, T., E. Witvrouw, A. De Cock und D. De Clercq, 2007: Gait-related risk factors for exercise-related lower-leg pain duringshod running. *Medicine and Science in Sports and Exercise* 39 (2), S. 330–339.

Zipfel, B., und L. R. Berger, 2007: Shod versus unshod: the emergence of forefoot pathology in modern humans. *The Foot* 17 (4), S. 205–213.

REGISTER

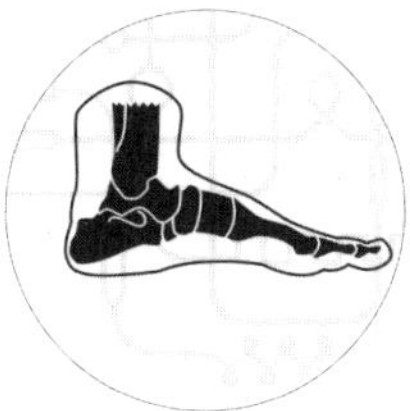

A

B

D

E

F

G

H

I

K

U

V

W

Z

DIE AUTORIN

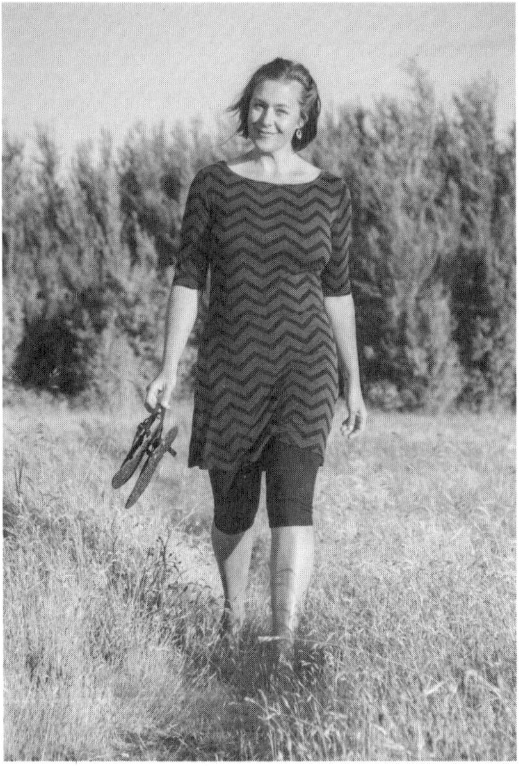

© JEN JURGENSEN

Katy Bowman ist international dafür bekannt geworden, dass sie einer breiten Öffentlichkeit Kenntnisse über Körperhaltung und -belastung vermittelt. Dadurch hat sie Tausenden von Menschen zu Schmerzlinderung, Erhöhung der Knochendichte, gesünderem Stoffwechsel und Beckenbodengesundheit verholfen. Man kennt sie für ihre wissenschaftlich fundierten und dennoch radikalen und kulturkritischen Ratschläge.

Als gelernte Biomechanikerin und geborene Problemlöserin hat sich Katy mit ihrer Mischung aus wissenschaftlichem Ansatz und direkter Sprache, mit ihren einleuchtenden Lösungen und ihrem Sinn für Humor eine große Fangemeinde geschaffen. Ihr preisgekrönter Blog *Katy Says* und ihr Podcast erreichen jeden Monat Hunderttausende, und ihre Kurse wurden von Tausenden besucht. In Gesundheitsmedien wie *Prevention, IDEA* und *Self* ist sie regelmäßig als Autorin oder Expertin vertreten. Außerdem ist sie ein unterhaltsamer Gast in Radio- und Fernsehsendungen, Talkshows und Nachrichtenbeiträgen.

Katy ist Gründerin und Leiterin des *Restorative Exercise Institute,* einer Bildungseinrichtung, die Medizinern und Laien weltweit ein biomechanisches Modell der Gesundheitsvorsorge nahebringt, sowohl online als auch in Kursen vor Ort. Zudem hat sie die beliebte DVD-Serie *Aligned and Well* entwickelt, eine visuelle Schritt-für-Schritt-Anleitung zu den Grundlagen der Körperhaltung. Katys bahnbrechende Arbeit zur Beckenbodenregeneration hat sie besonders bei Hebammen, Frauenärztinnen und -ärzten und allen, denen die Beweglichkeit, Kraft und Gesundheit der Beckenregion am Herzen liegt, populär gemacht.

Ihre Bücher *Every Woman's Guide to Foot Pain Relief: The New Science of Healthy Feet* (2011) und *Alignment Matters* (2013) haben viel Kritikerlob erhalten und sind in mehrere Sprachen übersetzt worden. 2014 erschien Katys Bestseller *Move Your DNA* (deutsch im riva Verlag als *Bewegung liegt in deiner DNA*), in dem sie Bewegungsgewohnheiten und Gesundheitszustand unter wissenschaftlichen und praktischen Aspekten beleuchtet. Neben dem Bücherschreiben bereist Katy Bowman die Welt, um Kurse des *Restorative Exercise Institute* zu geben und die Menschheit mit ihren Übungen in Bewegung zu versetzen.